高齢者障害の
理学療法

宮原洋八 著

大学教育出版

はじめに

　『佐賀のがばいばあちゃん』（島田洋七著、徳間書店、2004）が書籍や映画で2007年に大ヒットしたが、著者が高齢者に接する仕事をするようになったのは、今から思えば父方の祖母の影響を多分に受けたからだと思う。著者も思春期の数年間は家庭の事情で祖母と一緒に暮らした。祖母は「がばいばあちゃん」同様、そこら辺の年寄りではなく、独自の人生哲学と健康観を持っていた。高校生の頃、原因不明の内臓痛に苛まれていたら、「病気は身体の冷えと於血（微細循環障害）からだ」と祖母から灸や吸玉をしてもらい不思議とそれ以降痛みはない。医療系専門学校に進学し、はじめに針灸科を選んだのも、自らの治療体験からの影響もある。

　次に理学療法科に進み、免許取得後は、一般病院や診療所に就職した。医療現場では重度の障害や高齢のため手に負えない患者に多く遭遇し、壁にぶち当たっていた。1994年に東北大学大学院に障害科学専攻が設置され、岩谷力教授のもと肢体不自由学について学んだ。肢体不自由とは四肢体幹に生じた不自由であり、肢体不自由学は肢体不自由者の医学的リハビリテーションを研究、教育、実践する分野として、医療者として病気、機能、生活、社会参加、心理の側面を包括的に理解し、科学的な治療体系を築くことを目標としている。

　本書は、運動障害モデル（肢体不自由モデル）を基本に、高齢者障害の自立度を運動、生活、心理、社会的変数を動員し模索してきたものと臨床での経験を基に構成されている。

　本書が、高齢者障害の理学療法テキストとして役立てば幸いである。

2009年3月

宮原　洋八

高齢者障害の理学療法

目　次

はじめに …………………………………………………………………… i

第1章　高齢者障害の基礎 ………………………………………… 1
第1節　高齢者とは　*1*
（1）国内の高齢者調査　*1*
（2）国外の高齢者調査　*2*
（3）臨床のなかで出会った患者さん　*4*
（4）回想法　*4*
第2節　統計から高齢者を知る　*5*
（1）高齢者の人口動態　*5*
（2）高齢者の家計　*6*
（3）高齢者の仕事　*9*
（4）健康寿命の秘訣　*12*
第3節　健康について　*12*
（1）健康とは　*12*
（2）WHO（世界保健機構）の健康定義　*13*
（3）障害の受容　*14*
第4節　健康増進（Health Promotion）について　*15*
（1）Health Promotion とは　*15*
（2）Health Promotion の経緯　*16*
（3）Health Promotion に関する健康論、モデル　*18*
第5節　健康日本21（21世紀における国民健康づくり運動）について　*21*
（1）背景　*21*
（2）健康支援について　*22*
（3）健康生成要因に関する研究　*22*
（4）健康運動指導士　*23*
第6節　介護予防について　*28*
（1）経緯　*28*
（2）介護保険の問題　*29*
（3）高齢者の自己実現、生きがいを追及したデイサービス　*29*

　　　　（4）アメリカにおけるリハビリテーションの歴史　*30*

　　　　（5）日本におけるリハビリテーションの歴史　*30*

　第7節　介護予防、健康増進における理学療法の役割　*33*

　　　　（1）活躍の場紹介　*33*

　　　　（2）地域高齢者の転倒調査報告　*35*

第2章　高齢者障害の評価 ……………………………………………… *40*

　第1節　障害とは　*41*

　　　　（1）医学モデル、障害モデル、機能的状態　*41*

　　　　（2）モデルの変遷　*41*

　　　　（3）測定、評価　*43*

　第2節　評価の目的、側面　*44*

　　　　（1）機能的状態とは　*44*

　　　　（2）臨床でよく用いられる測定、評価尺度　*45*

　第3節　特定高齢者と生活機能評価　*51*

　　　　（1）経緯　*51*

　　　　（2）特定高齢者の選定　*51*

　　　　（3）現場からの報告　*51*

　第4節　運動能力について　*54*

　　　　（1）体力とは　*54*

　　　　（2）バッテリーテストによる高齢者の体力の特徴　*54*

　　　　（3）運動能力と健康寿命の関連　*56*

　第5節　生活機能について　*62*

　　　　（1）生活機能の重要性　*63*

　　　　（2）ICFの概念に基づいた脳卒中片麻痺の捉え方　*63*

　　　　（3）要介護度と生活機能　*63*

　　　　（4）生活機能の縦断変化　*64*

　第6節　ライフスタイルについて　*66*

　　　　（1）生活習慣病の発症に焦点を当てたライフスタイル尺度　*66*

　　　　（2）高齢者の健康を身体、心理、社会の3側面から検討したライフスタイ

ル尺度　*68*
　　　（3）ライフスタイルを調査した研究　*69*
第7節　理学療法の機能的帰結（functional outcome）について　*72*
　　　（1）EBM　*72*
　　　（2）機能的評価の目的、方法による分類　*72*
　　　（3）症例報告「慢性片麻痺患者の9年間の機能的帰結」　*73*

第3章　目的別リハビリテーション　*75*
　　　（1）痛みに対するリハビリテーション　*75*
　　　（2）身体活動を高める運動　*78*
　　　（3）運動処方　*81*
　　　（4）内部障害の運動療法　*88*

第4章　疾患別理学療法　*95*
　　　（1）脳卒中の理学療法　*95*
　　　（2）パーキンソン病の理学療法　*105*
　　　（3）後縦靭帯骨化症の理学療法　*110*
　　　（4）腰痛　*115*
　　　（5）変形性膝関節症の理学療法　*116*
　　　（6）関節可動域制限の理学療法　*123*

第5章　疾患別研究紹介　*127*
第1節　脳卒中片麻痺患者の運動能力と日常生活活動に及ぼす運動継続の影響　*127*
第2節　パーキンソン病患者の機能予後における関連因子についての5年間にわたる縦断的研究―「障害老人の日常生活自立度判定基準」を用いて―　*133*
第3節　後縦靭帯骨化症患者における体力特性について　*137*
第4節　腰痛患者の身体的機能状態、日常生活、運動能力との関連　*142*
第5節　虚弱高齢者の膝関節症に対するゴムチューブ運動の効果　*146*
第6節　ハブ咬傷患者の運動療法　*150*

高齢者障害の理学療法

第1章　高齢者障害の基礎

第1節　高齢者とは

〈ポイント〉理学療法士は高齢者と接する機会が極めて多く、高齢者のことを理解していないと理学療法は思うように進まない。単なるヘミ（片麻痺）ではなく、いろいろな人生を経験してきた存在として接することが大切である。本節では、老年学の文献より aging（加齢）における内外の理論や調査を紹介し、高齢者について考える。

(1) 国内の高齢者調査
1) 高齢者の歴史的変遷

橘　覚勝[1]は日本における高齢者の歴史的変遷について次のような分析をした。

日本書記には、高齢者は精霊的な特性を持つとみなされ日常社会では長寿者として尊敬の対象にされていた。

奈良・平安時代は、中国からもたらされた敬老の儀礼が行われた。しかし一般社会では『古今和歌集』や『枕草子』にとりあげられている老人観からすると、高齢者に対して悲観的、否定的な見方がなされた。

鎌倉・室町時代になると、地方豪族の抗争が激しくなる不安な社会情勢を迎える。『徒然草』の著者である吉田兼好は、道教や仏教の影響を受けて、「命長かれば恥多し」と高齢者の長寿を否定している。

江戸時代になると、儒教が興隆し、敬老主義が浸透することになった。貝原益軒の『養生訓』に見られるように、長寿への関心が高まった。明治・大正時代は、江戸時代と同様な考え方であった。

第二次世界大戦後は、家父長制度の廃止で伝統的敬老思想は消えていった。

1950年には、兵庫県が9月15日を「としよりの日」に制定した。1966年には老人福祉法が制定され、国民の祝日として「敬老の日」となる。1973年には、国鉄が車中に「シルバーシート」設けた。

これらから時代、文化、社会、個人により、老人観は否定的になったり肯定的になったりすることが伺える。

2) 老いを自覚する契機

荒井保男[2]は40〜80歳を対象に、「老いを自覚する契機」についての調査をした。その結果、老性自覚の契機は身体的兆候からの契機による割合が高く、70%以上の人が「視覚の衰え、疲労しやすくなり回復が遅い」をあげ、30%の人が「歯牙の脱落、性欲の減退」をあげている。精神的・社会的体験からの契機の割合は、「子供が成長」が20%、「おじいさん・おばあさんと呼ばれた」が10%であった。

この調査の分析によると、50歳以上では身体的兆候以外に精神的体験も老いを自覚する契機となることがわかった。

3) 高齢者性格特性

柴田　博[3]の分析によると高齢者に特有とされる性格（頑固、偏屈、保守的）は、高齢者に共通に見られるという根拠はない。若年者でも頑固で保守的な者もいるし、高齢者でも柔軟で進歩的な者もいる。高齢者性格のイメージは先入観や偏屈に根ざしたものといえる。

（2）国外の高齢者調査

1) 高齢者のイメージ

Schonfield[4]の高齢者のイメージ調査によると、人は年を取るとどのようなイメージがあるかとの問いに、「信心深くなる」、「孤独で寂しい」、「がんこになりがち」、「老年期はのどか」などの回答が77〜52%の人に見られた。さらにこの質問に対して50%の例外が認められると回答した人の割合は、25歳以下で26%、25〜44歳で39%、45〜64歳で38%、75歳以上では58%となっている。

つまり若い世代ほど先入観にしばられ、高齢者のイメージを固定していることが考えられる。

2）高齢者の発達課題

Havighurst[5]は、高齢者の発達課題として次のようにあげている。①体力、健康の低下に適応する、②引退、収入の減少に適応する、③配偶者の死に適応する、④交友関係を確立する、⑤社会的な責務を果たす、⑥満足のいく生活環境を確立する。

つまり生活環境を早期から確立し、老いても各課題に適応する人は人生が充実する。

3）高齢者の孤独感

Parlee[6]の孤独感の調査では、18歳未満で79%、45～54歳で53%、55歳以上では37%の人が孤独感を持つと答えた。社会的な関係については年齢が高まるにつれ高望みしないので孤独感を持つ人は減ってくると指摘している。一方Dean[7]の孤独感の調査では、50～79歳で30%の人が孤独感を持つと答えたが、80歳以上になると53%に急増している。高齢者では、行動や経済的な制約が生じたりすることから孤独感をもつ人が増えてくると指摘している。

4）successful aging

老年学（老化を促進、遅延する要因を医学、社会学、心理学などの分野から研究する学問）では、successful agingという言葉がよく出てくる。直訳すれば成功した老いとなるが一般では幸福な老いと訳される。従来の研究ではsuccessful agingのための3つの方策が提案されている。

① 活動理論とは、退職後も近所つきあいやボランティア活動をして老年期の生活に適応する。

② 離脱理論とは、個人的な趣味に生き、社会への参加度が低くとも幸福度は高いとする。

③ 社会的衰弱理論とは、高齢化の進行をくい止めるため、新聞、テレビから新しい社会情勢を理解する。

いずれの方策がsuccessful agingを獲得するかは、個々人の価値観やライフスタイルにより違うと考えられる。

（3） 臨床のなかで出会った患者さん

筆者は理学療法士として24年間勤務した病院や診療所で勤務してきた。その中には、身体に障害があり、寝たきりを余儀なくされた患者さんたちがたくさんいた。彼らには、元気な高齢者のようにsuccessful agingの獲得は困難かと思われたが、工夫次第で人生をエンジョイしている人たちがいた。印象に残った患者さんを写真1-1から写真1-3で紹介する（タイトルに親しみを込めて爺・婆とつけた）。臨床ではさまざまな人生、価値観を持った患者さんと出会うので何か「楽しみ」や「生きがい」を引き出し、successful agingに近づけさせることも重要である。

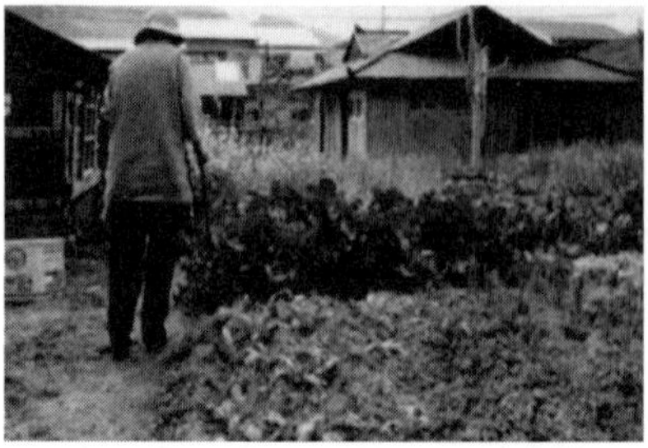

写真1-1　脳梗塞片麻痺でも畑仕事に精を出すことが楽しみの"野菜婆"

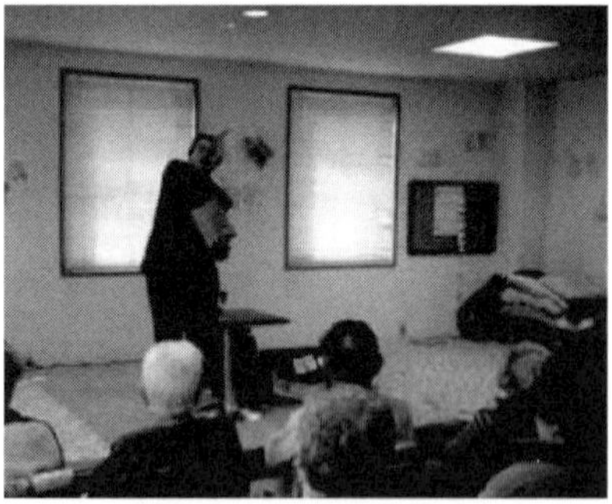

＊イメージ写真（本人は98歳で亡くなりました。）
写真1-2　病院の待合室に出没しては手品を披露することが楽しみの95歳"マジック爺"

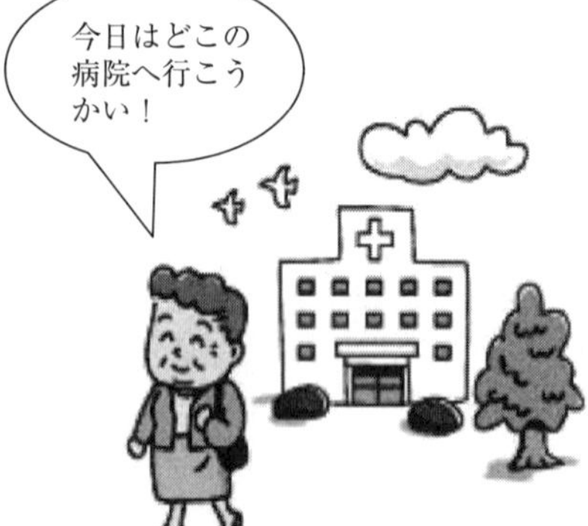

＊実際は嫁がお伴する。
写真1-3　各地の病院をはしごすることが日課の90歳"不定愁訴婆"

（4） 回　想　法

1960年代アメリカの精神科医ロバート・バトラーが回想法を提唱以降、日本でも1990年代から実施されている。回想法（レミニセンス）とは、過去に経験したことを思い出すことで、昔懐かしい生活用具などを用いて、かつて自分が体

験したことを語り合ったり、過去のことに思いをめぐらしたりすることにより、脳を活性化させ、活き活きとした自分を取り戻そうとする療法。

「教育は人生一生のもの」という考え方をもつ WEA（Workers' Educational Association, 1903）という英国全土に広がる自主的な活動が源となっている。そこではレミニセンスが重要な位置を占める。活動の中で最も大切にされるのは高齢者の本当のニーズや高齢者が知的な刺激に向き合うこと。レミニセンスは、高齢者の知識や技術を再認識し、過去を意味のある物としてとらえるために大きな意味を持つと考えられている[8]。

文 献
1) 橘 覚勝：老年学、誠信書房、東京、1971
2) 荒井保男・星 薫：老年心理学、放送大学教育振興会、1994
3) 柴田博ほか：間違いだらけの老人像、川島書店、東京、1985
4) Schonfield D: Who is stereotyping whom why? The Gerontologist, 22:267-272, 1982
5) Havighurst R J: Human development and education. Longmans Green, 1953
6) Parlee M B: The friendship bond, PT'survey report on friendship in America, Psychology Today, 1979
7) Dean L R: Aging and the decline of affect. Journal of Gerontology, 17:440-446, 1962
8) シルバーチャンネル、イギリス回想法の旅、
http://www.g3-b3.co.jp/new/kenkyuu/kaiso/index.html、2009

第2節　統計から高齢者を知る

〈ポイント〉アカデミック・リテラシーという用語がある。学術に関する事柄をさまざまなメディアやインターネットを駆使して情報を検索し、識別する能力のことである。
　本節では、総務省統計局、厚生労働省のデータから高齢者の特徴や傾向を知る。

（1）高齢者の人口動態

　わが国の総人口は、2006年時点で1億2,777万人、65歳以上の高齢者の全人口に占める比率は21%を超え、高齢者人口は2,660万人となっている（図1-1）。

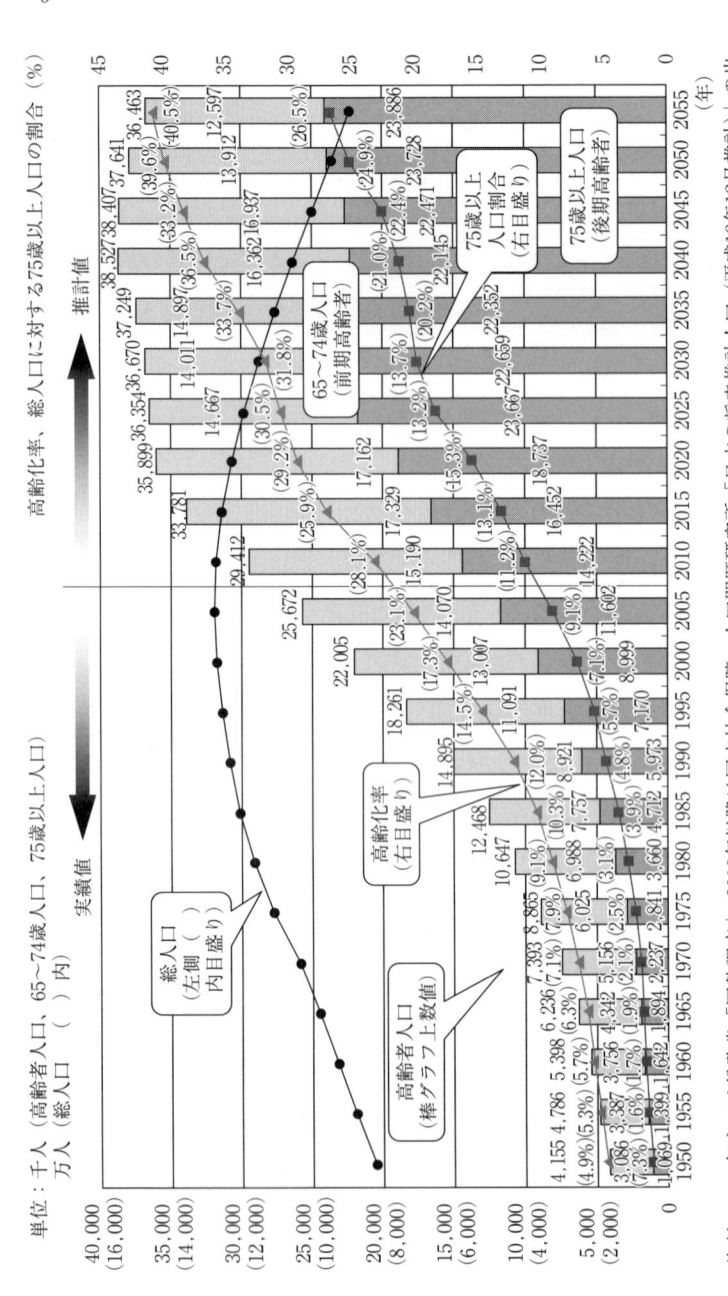

図1-1 高齢化の推移と将来推計[1]

2005年の65歳以上人口は、日本20.1%、イタリア19.7%、スエーデン17.2%と日本は世界第1位で高齢化率は今後ますます高くなることが予測される（図1-2）。1950年にわが国の平均寿命は、男59.5歳、女62.9歳であったのに対し、2005年には男78.5歳、女85.5歳と50年の間に、男19年、女22年寿命が延びたことになる。少子高齢化はわが国においては政治的問題でもあるが、若い世代も含めて、今後の生き方が問われる時代が到来した。

2008年、プロスキーヤーの三浦雄一郎は、75歳でエベレスト登頂に成功したが、その裏には高地でのトレーニングなどがあり、目標を達成するために準備してきた賜物だと思われる。

一方、65歳以上の要介護の原因は、2001年国民生活基礎調査によれば、第1位脳血管疾患（26.1%）、第2位高齢による衰弱（17.0%）、第3位転倒骨折（12.4%）、第4位痴呆（11.2%）、第5位関節疾患（10.6%）となっている。このように要介護の原因と死亡の原因を比較すると、脳血管疾患は共通だが、要介護の原因としては高齢による衰弱、転倒骨折、痴呆、関節疾患といった生活機能の低下を来す疾患・状態が重きを占めている（図1-3）。今後、高齢者の理学療法を考える際、死亡の原因と要介護状態の原因とが異なることを踏まえ、生活機能の維持・向上を目的とした理学療を行う必要がある（図1-4）。

（2） 高齢者の家計

『武士の家計簿』[3]という本が2003年に出版されヒットした。加賀藩の会計係の家計記録から江戸時代の武士の暮らしぶりが分かり、家の格式のためには家財道具を質に入れ毎日のやりくりに手を焼いていたという内容である。

総務省統計局WEBサイト[1]にて高齢者の消費支出状況が発表された。その結果、2人以上の世帯と単身世帯を合わせた総世帯のうち、2007年の高齢者世帯の消費支出をみると、1世帯当たり1か月平均で21万8,781円と、総世帯（26万1,526円）より約4万3,000円少ない。

消費支出の内訳を総世帯と比べてみると、高齢者世帯は、贈与金などの交際費の割合が4.6ポイント、保健医療サービスや医薬品などの保健医療の割合が1.8ポイント、それぞれ高い。一方、ガソリン代などの自動車等関係費や移動電話通信料などの通信を含む交通・通信の割合が3.6ポイント、教育が3.2ポイント、

1. 欧米

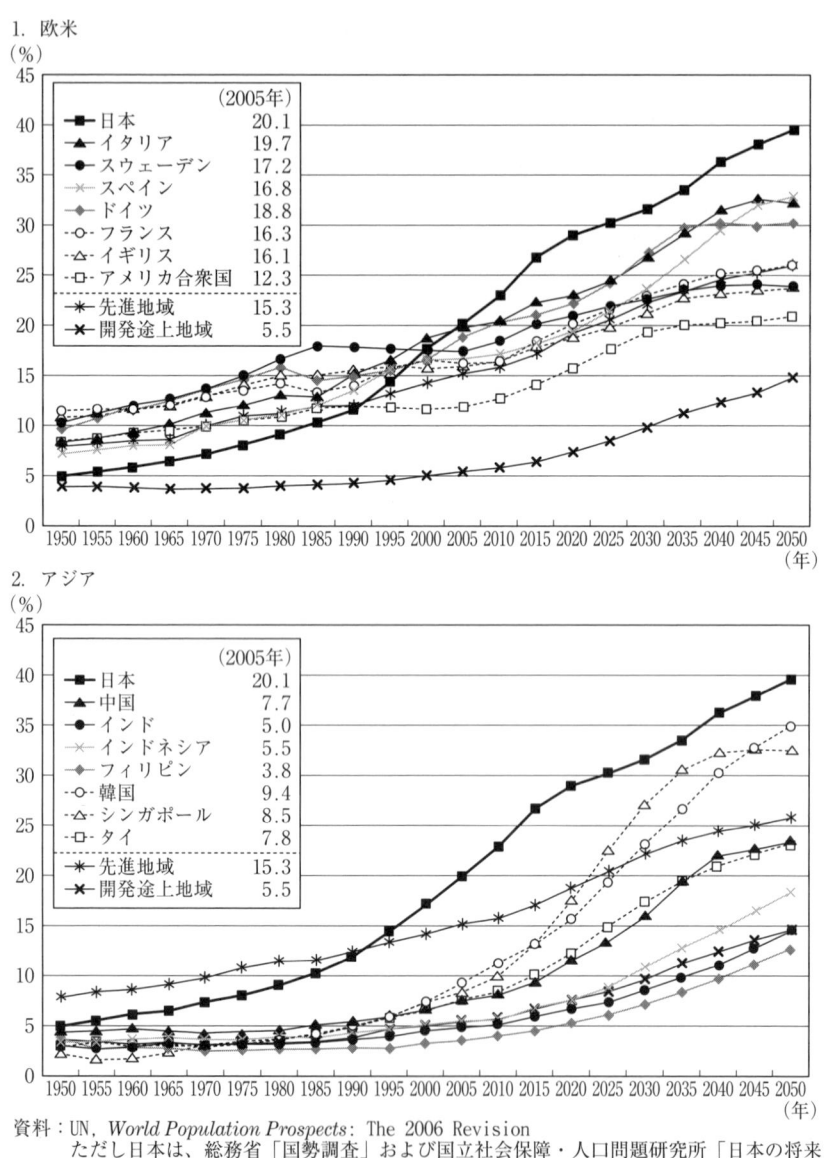

	(2005年)
日本	20.1
イタリア	19.7
スウェーデン	17.2
スペイン	16.8
ドイツ	18.8
フランス	16.3
イギリス	16.1
アメリカ合衆国	12.3
先進地域	15.3
開発途上地域	5.5

2. アジア

	(2005年)
日本	20.1
中国	7.7
インド	5.0
インドネシア	5.5
フィリピン	3.8
韓国	9.4
シンガポール	8.5
タイ	7.8
先進地域	15.3
開発途上地域	5.5

資料：UN, *World Population Prospects*: The 2006 Revision
　　　ただし日本は、総務省「国勢調査」および国立社会保障・人口問題研究所「日本の将来推計人口（平成18年12月推計）」の出生中位・死亡中位仮定による推計結果による。
注：先進地域とは、北部アメリカ、日本、ヨーロッパ、オーストラリアおよびニュージーランドをいう。
　　開発途上地域とは、アフリカ、アジア（日本を除く）、中南米、メラネシア、ミクロネシア、ポリネシアからなる地域をいう。

図1-2　世界の高齢化率の推移[1]

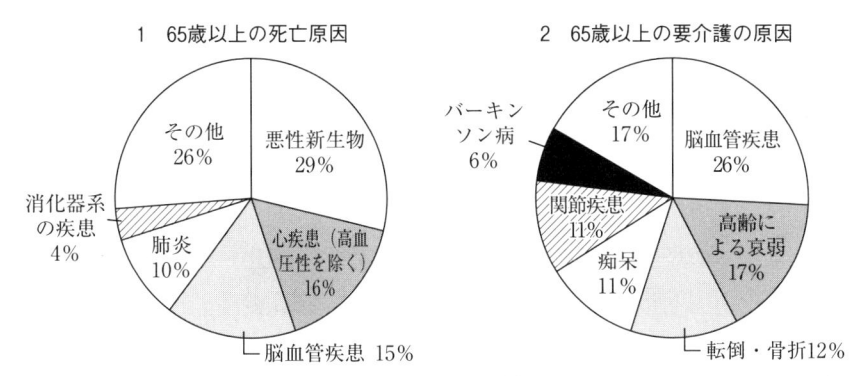

第1章 高齢者障害の基礎 9

1 65歳以上の死亡原因

- その他 26%
- 悪性新生物 29%
- 消化器系の疾患 4%
- 肺炎 10%
- 心疾患（高血圧性を除く）16%
- 脳血管疾患 15%

2 65歳以上の要介護の原因

- パーキンソン病 6%
- その他 17%
- 脳血管疾患 26%
- 関節疾患 11%
- 痴呆 11%
- 高齢による衰弱 17%
- 転倒・骨折 12%

資料：人口動態統計および国民生活基礎調査（2001年）から65歳以上高齢者について作成

図1-3　65歳以上の死亡原因と要介護の原因[1]

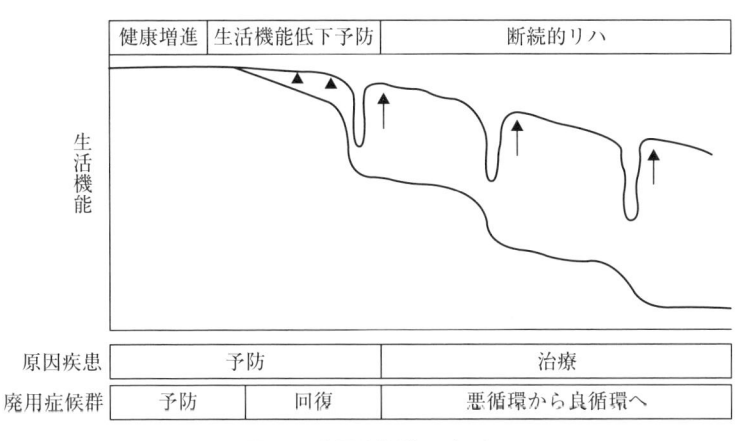

	健康増進	生活機能低下予防	断続的リハ

原因疾患	予防	治療
廃用症候群	予防　回復	悪循環から良循環へ

図1-4　廃用症候群モデル[2]

それぞれ低くなっている（図1-5）。

　高齢者は意外に交際が広く、教養・娯楽にお金をかけていることがうかがえる。

（3）高齢者の仕事

　高齢者における productivity（プロダクティビティ）とは「有償労働（就労）」「無償労働（家事手伝い、介護や孫の世話など）」「ボランティア活動」などが含

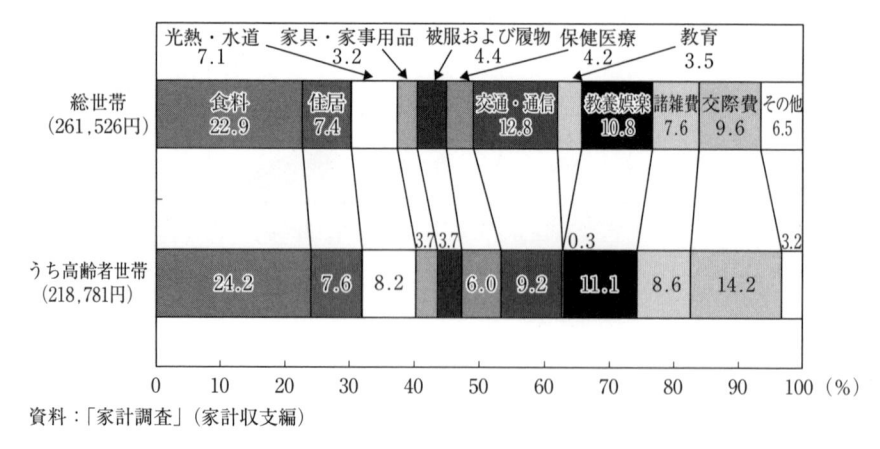

	光熱・水道	家具・家事用品	被服および履物	保健医療	教育

総世帯（261,526円）: 食料 22.9 | 住居 7.4 | 光熱・水道 7.1 | 家具・家事用品 3.2 | 被服および履物 4.4 | 交通・通信 12.8 | 保健医療 4.2 | 教育 3.5 | 教養娯楽 10.8 | 諸雑費 7.6 | 交際費 9.6 | その他 6.5

うち高齢者世帯（218,781円）: 24.2 | 7.6 | 8.2 | 3.7 | 3.7 | 6.0 | 9.2 | 0.3 | 11.1 | 8.6 | 14.2 | 3.2

資料：「家計調査」（家計収支編）

図1-5　総世帯および高齢者世帯の消費支出の内訳[1]（2007年）

まれ、successful aging の必要条件の1つとされる。

1）高齢雇用者（有償労働）の人口や雇用形態割合

2007年の労働人口は287万人で、雇用形態は、非正規の職員・従業員が140万人と最も多く、次いで、役員が79万人、正規の職員・従業員が68万人となっている。無償労働やボランティア活動を含めると productivity 人口はかなり多く見込まれる。

2）都道府県別の有業率

2007年10月1日現在の65～74歳の有業率（65～74歳人口に占めるふだん働いている人の割合）をみると32.2%で、2002年と比べると1.1ポイント上昇している。

これを都道府県別にみると、長野県が43.7%と最も高く、次いで福井県（40.1%）、山梨県（39.9%）、静岡県および石川県（共に37.7%）となっている（図1-6、表1-1）。

この上位5県について、有業者の産業別割合をみると、長野県および山梨県では「農業」が最も高く、福井県および静岡県では「製造業」が最も高くなっている。また、石川県では「サービス業（他に分類されないもの）」が最も高くなっている。（表1-1）

長野県が健康寿命（自立した期間）全国1位であることは productivity と関

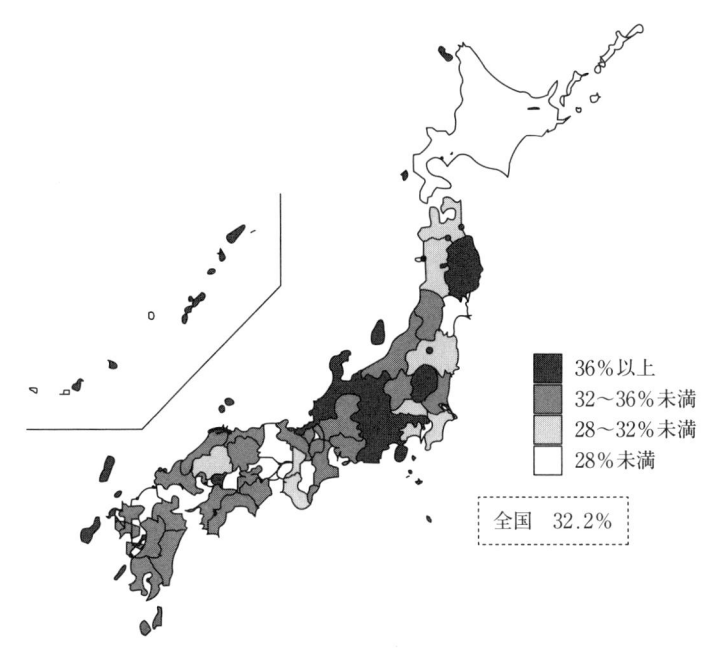

図1-6 都道府県別65～74歳有業率[1] (2007年)

36%以上
32～36%未満
28～32%未満
28%未満

全国　32.2%

表1-1　産業別有業者の割合
—65～74歳有業率上位5県—（2007年）

	長野県	福井県	山梨県	静岡県	石川県
有業率（％）	43.7	40.1	39.9	37.7	37.7
上位3産業およい割合（％）	農業　34.3	製造業　18.7	農業　27.3	製造業　20.7	サービス業（他に分類されないもの）　21.5
	卸売・小売業　13.3	農業　17.1	卸売・小売業　15.3	サービス業（他に分類されないもの）　17.8	卸売・小売業　17.4
	サービス業（他に分類されないもの）　12.3	サービス業（他に分類されないもの）　16.3	サービス業（他に分類されないもの）　14.3	卸売・小売業　16.1	農業　16.1

資料：就業構造基本調査
注：1)　産業の割合は「分類不能の産業」を除いて算出している。
　　2)　「サービス業（他に分類されないもの）」には、例えば「建物サービス業」、「洗濯業」、「理容業」などが含まれる。

(4) 健康寿命の秘訣

ある高齢者の生涯を紹介する。そこから健康寿命を延ばす秘訣をみる。

H・Mさん（93歳女性）は、A島出身で、17歳から92歳まではたおりをしていた。21歳で結婚し、6人の子どもを育てあげた。現在は週2回デイサービスに通い、老人クラブ、ゲートボールなど積極的に地域活動に参加している。楽しみは孫や友人とのふれあいである。

健康寿命を延ばすには、H・Mさんのように、生涯にわたり、仕事、参加、楽しみを持つことが重要かと思われる。

文献
1) 国立社会保障・人口問題研究所、http://www.ipss.go.jp/、2006。
2) 高齢者リハビリテーション研究会報告書：高齢者のリハビリテーションのあるべき方向、東京、社会保険研究所、2005。
3) 磯田道史：武士の家計簿、新潮新書、2003。

第3節　健康について

〈ポイント〉理学療法の対象は、加齢や病気のため身体に障害がある人たちが多い。病気を理解するにはその対極である健康について考えていく必要がある。本節ではさまざまな観点から健康について述べる。

(1) 健康とは

一般に健康とは病気でない状態と二分的に考えられてきた。東洋医学では心身の状態を連続的なものとして捉え、健康と病気の中間に未病（図1-7）という状態を入れた。未病とは、まだ病気にはなっていないが、健康であるともいえない状態のことである。健康を白、病気を黒というように白黒どちらかにはっきりと分けるのではなく、健康と病気の間のグレーゾーンとして未病の段階を設定することで、積極的に病気を予防する考え方が生まれてくる。西洋医学も最近は、が

健康→→→→→（連続している）→→→→→病気
↑
未病

図1-7　未病はグレーゾーン

ん、脳卒中、心臓病などを生活習慣病と呼び、これらの死につながる病気を予防するために、食事、運動、喫煙などのライフスタイルを改善することが重要であると考えるようになってきた。これもまた、未病の考え方だといえる。特に高齢者にはこの未病の状態が多いというのが特徴である。具体的には、全身倦怠感、手足の冷え、のぼせ、肩こり、頭痛、めまい、耳鳴り、目の疲れ、腹部膨満感、手足のしびれ、不眠、イライラ、憂うつなどを自覚するようになる。検査をしてもどこにも異常がないので、西洋医学的には不定愁訴や自律神経失調症と診断されることが多い。

　釈迦は人間の一生には「生・病・老・死」は誰でもあり、死ぬことを前提に生を受け止めた。将来的に病気の期間を短くすることや大きな病気にならないケア、死に至るまでに未病を意識していくことで健康な状態を続けていくことが目的である。

(2) WHO（世界保健機構）の健康定義

　厚生労働省のホームページ[1]に「WHO憲章における「健康」の定義の改正案のその後について」（第52回WHO総会の結果）が掲載されている。それによると、WHOが1946年に健康定義を発表した「Health is a state of complete physical, mental and social well-being and not the absence of disease or infirmity.」を直訳すると「健康とは、完全な身体的・精神的及び社会的福祉の状態であり、単に疾病または病弱の存在しないことではない。」ということになる。さらに1980年にWHOが改正案を示した健康定義は「Health is a dynamic state of complete physical, mental, spiritual and social well-being and not merely the absence of disease or infirmity.」で、1946年時の健康定義との違いは、dynamic（活力のある、機能的な）と spiritual（霊的な、崇高な、宗教上の）という単語が挿入された。西洋医学がphysical一辺倒になり、数値化、客観化され過ぎた事への反動として伝統医学への回帰が起こった世界的流れの一

表 1-2　健康定義における 4 つの健康 [2]

4 側面	テーマ	健康とは	機能	訳
Physical	Body	身体的状態、活動や感覚の well-being	感覚、体力、運動能力、身体的生理代謝機能	体の健康
Spiritual	Soul, Spirit	心の状態、活動、心情の well-being	意識、感情、意志、気力	心の健康 生きがい QOL
Mental	Intelligence, mentality	知的状態、活動の well-being	知識、知能、認知、思考、記憶、判断	知性の健康
Social	Human, Relation, Society	人間関係、社会生活の well-being	対人関係、所属組織、家庭、学校、職場、地域社会における共生	対人（関係）の健康

内田・武田（茨女短大紀、2003、中村修正）

環として spiritual が挿入された。

　spiritual は、日本語の「霊的」に匹敵する単語であるが、中村は内田、武田の健康定義を修正し [2]、mental（精神・知性）に対し、spiritual（こころ）を分けた。健康とは、physical 面だけではなく、最終的には spiritual、social 面も良好な状態であることであろう。

（3）障害の受容

　リハビリテーションでは障害の受容（簡単にいえば障害者が身体障害を自己の現実として受容すること）の達成が障害者の自立や復権を促進するために重要視される。そのためには上田は次のように説明している [3]。

> 現実的に能力障害と社会的不利を減らして、本人の「資産価値」を実質的に高めていくことが重要で、他方では我々自身（と家族）が、積極的に本人の中に価値を発見していくことが必要となる。すなわち「価値の範囲の拡大」、「内的な価値の発見」、「資産価値の重視」を本人にだけ要求するのではなく、むしろまず私たちが本人のなかにそのような価値（美点）を発見し、それを本人と家族に伝え確認させていくこと。本人が障害を受容するためには、まず社会（なかでもまずスタッフと家族）がその障害者を受容しなければならない。そのためには我々リハビリテーション・スタッフは、自分たち自身が持つ価値体系とは違う体系に対しても理解と尊重ができるだけの、価値の多様性に対する寛容の精神を持たねばならない。

しかし現実に患者に障害を受容させることは難しい。筆者が臨床の中で遭遇したケースを紹介する。

> 事例1　性格は陽気でいろいろな行事に参加していたがパーキンソン病と診断されてからはショックで落ち込み、最後はうつ病となり死亡した77歳女性。
>
> 事例2　元民生委員でゲートボールの選手でもあったが、一過性の脳梗塞となり妻をなくしてから気力がなくなり家に閉じこもるようになる。徐々に体力も低下し要介護となった70歳男性。
>
> 事例3　3 times CVAで右半身麻痺、失語症があるにもかかわらず10年間通院リハビリを受け、電動車いすでどこへでも行く70歳男性。

障害の程度から見れば、事例3がもっとも重度であったが、spiritual、social面が良好な状態であったので自ら障害を受容したと考えられる。

文　献
1) 厚生労働省、http://www1.mhlw.go.jo/、1999
2) 中村　敬：生涯にわたる健康を考える、佛教文化学会紀要14、9-32、2005
3) 上田　敏：障害の受容―その本質と諸段階について―、総合リハ、8.7、1980

第4節　健康増進（Health Promotion）について

〈ポイント〉高齢者の健康寿命を延ばし、QOL（quality of life）を向上させることがリハビリテーションの究極のゴールである。本節では、健康づくりの背景となったHealth Promotionの経緯や健康論、健康教育について学習する。

（1）Health Promotionとは[1]

Health Promotionの考え方は、1946年にWHOが提唱した「健康とは単に病気でない、虚弱でないというのみならず、身体的、精神的そして社会的に完全に良好な状態を指す」という健康の定義から出発している。1950年代、一次予防の中にHealth Promotionが位置付けられた。この時代のHealth Promotionは、

感染症予防における一般的抵抗力の強化や、健康教育によって感染機会を避けることを意味していた。

Health Promotion の定義は、WHO が1986年のオタワ憲章において提唱した新しい健康観に基づく21世紀の健康戦略の中に、「人々が自らの健康をコントロールし、改善することができるようにするプロセス」とある（図1-8）[1]。

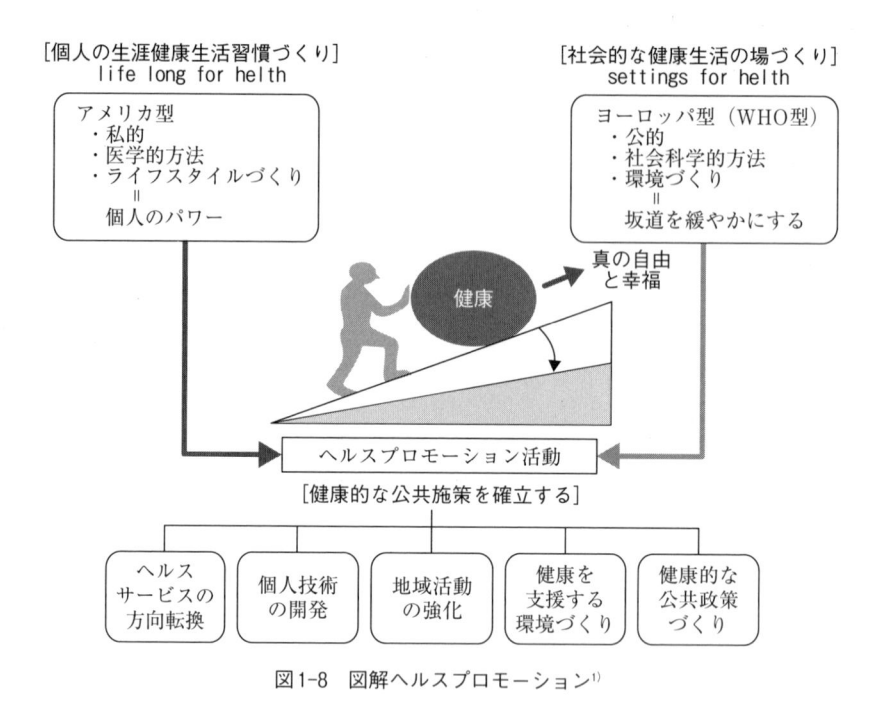

[個人の生涯健康生活習慣づくり]
life long for helth

アメリカ型
・私的
・医学的方法
・ライフスタイルづくり
＝
個人のパワー

[社会的な健康生活の場づくり]
settings for helth

ヨーロッパ型（WHO型）
・公的
・社会科学的方法
・環境づくり
＝
坂道を緩やかにする

真の自由と幸福

健康

ヘルスプロモーション活動
[健康的な公共施策を確立する]

ヘルスサービスの方向転換 ／ 個人技術の開発 ／ 地域活動の強化 ／ 健康を支援する環境づくり ／ 健康的な公共政策づくり

図1-8　図解ヘルスプロモーション[1]

（2）Health Promotion の経緯[2]

1）1978年　アルマ・アタ宣言（カザフスタンの首都）

1974年にカナダのラロンド保健大臣による報告書が発表された。その報告は、公衆衛生活動をそれまでの疾病予防から健康増進（図1-8）へ重点を移し、宿主と病因という病気の決定要因を、単一特定病因論から長期にわたる多数の要因に基づく原因論に再構築するものである。

マーラーWHO事務局長は1978年、アルマ・アタにおいて宣言し、医療の重点をこれまでの高度医療中心から予防を含む1次医療、すなわち「プライマリ・

ヘルス・ケア」に転換するよう提唱した。

2）1979年　ヘルシーピープル

米国厚生省のマクギニス技官は Healthy People という新たな国民的健康政策を打ち出した。この新政策の特徴は疫学や健康への危険因子を重視し、特に個人の生活習慣の改善による健康の実現に重点を置いたものであった。Healthy People では、科学的に立証された数値目標を人生の年代別で設定し、国民運動としてその目標を達成する手法をとっている。そして目標を設定し、健康の改善を目指すという手法は 1980 年代には世界中に拡がった。特にヨーロッパでは、1982 年に提唱された「西暦 2000 年にすべての人に健康を」運動（HFA2000）の一環として、目標を設定することに同意し、32 か国で 12 の領域における約 200 の指標が設定され、運動が推進されている。

3）1986年　オタワ宣言（カナダの首都）

1980 年代の後半になると、個人の努力に基づいた予防活動に対する批判が展開され始めた。予防は個人のみで実現できるものではなく、社会環境の整備、資源の開発が必要であり、病気になった人をいたずらに非難することは避けるべきということである。そこで、1986 年、キックブッシュらは町全体の環境を健康増進に寄与するように改善された健康都市（Healthy City）を想定し、ヨーロッパを中心に環境改善運動の推進を提案した。

この運動はヨーロッパから世界に拡がった。同年、カナダのオタワで健康増進に関する国際会議が開かれ、健康増進を個人の生活改善に限定してとらえるのではなく、社会的環境の改善を含むことを確認し、オタワ宣言として採択された。

4）1998年　アテネ（ギリシャの首都）

アテネで健康都市国際会議が開催された。ここでは健康都市を進めるためには、縦割りではなくて行政の中でそれぞれ独立した部門があっても、健康という観点でその連携を図る。そしてすべての人びとに健康をもたらす 21 世紀戦略（ヘルス 21）が採択された。

5）目標指向型健康増進施策

米国では第 2 期の Healthy People の目標を 2000 年に置き、Healthy People 2000 として新たに 22 の優先順位領域と 300 の目標設定を行ったが、現在は 2010 年を目標年度とする Healthy People 2010 を策定中である。

カナダでも 1992 年、ケベック州で、The Health and Well-Being（健康と豊かな生活のための政策）、オンタリオ州で 1993 年、Nurturing Health（健康の育成）という政策が始められている。

6）2005年タイのバンコクにおける第6回 Health Promotion 国際会議

ここではカナダのオタワで確立された Health Promotion の価値、原理そして活動戦略を補足し組み立てた。今回の Health Promotion 定義は、「人々が自らの健康とその決定要因をコントロールし、改善することができるようにするプロセス」である。前回のオタワ憲章の定義との違いは、その決定要因という文言を追加したことである。その決定要因とは、健康格差、地球環境悪化、都市化などを挙げている。健康問題は、個人で解決するには限界があり、のちに、ヘルスリテラシー、エンパワーメントなどの概念が提唱された。

Health Promotion の発展には、すべての部門と場で、次のような取り組みがある。
① 唱道：人権と連帯意識に基づいた健康を唱道すること。
② 投資：健康の決定要因に焦点を当てた持続的な政策、活動そして社会的基盤に投資すること。健康の決定要因に焦点を当てた持続的な政策、活動そして社会的基盤に投資すること。
③ 能力形成：政策開発、リーダーシップ、ヘルスプロモーションの実践、知識移転や研究、そして健康識字のための能力を形成すること。規制と法制定すべての人びとの健康と well-being（良好な状態、豊かな生活）を達成するために、有害なものから高水準の保護と、平等な機会を保障するための規制と法律を制定すること。
④ パートナー：持続的な活動を創造するためにパートナーと公的組織、民間組織、非政府組織そして市民社会による同盟をつくること。

(3) Health Promotion に関する健康論、モデル[3]

Health Promotion に関する健康論、モデルの代表的な人物の健康論を述べる。

1) Rosenstock（1966 年）の保健信念モデル

疾病に対する恐れが大きいほど、その疾病を予防する行動[3]（図 1-9）や生活

習慣[3]を（図1-10）を実践する。

医療従事者が地域住民にトップダウン式の健康教育で知識を与えただけでは行動変容は起こりにくい。

2）A Antonovsky（1979年）の健康生成論

従来の疾病につながる要因を探すという理論（疾病生成論）ではなく、人によっては健康でいられるのかという要因を探しだす理論（健康生成論）。Sence of Coherence（SOC）：首尾一貫感覚と呼ばれ、ストレスに曝されながらも健康へのダメージを受けないで、成長の糧にしてしまう能力。

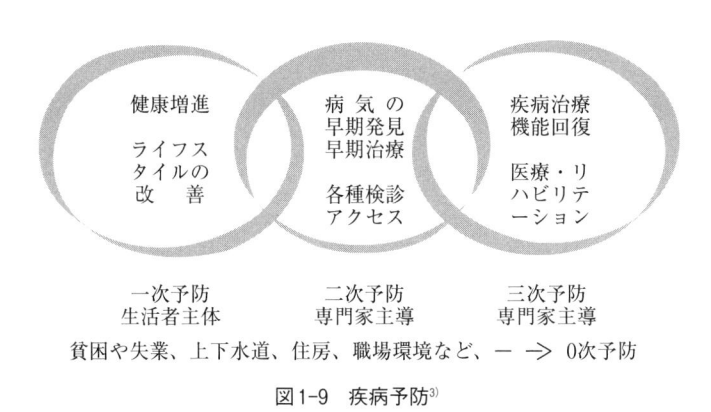

健康増進	病気の早期発見早期治療	疾病治療機能回復
ライフスタイルの改善	各種検診アクセス	医療・リハビリテーション
一次予防 生活者主体	二次予防 専門家主導	三次予防 専門家主導

貧困や失業、上下水道、住房、職場環境など、－ ＞ 0次予防

図1-9　疾病予防[3]

外部環境因子：病原体　有害物質　事故　ストレッサー

遺伝要因・内因：遺伝・加齢

発症

生活習慣

食習慣　　運転　　喫煙　　飲酒　　休養

図1-10　生活習慣[3]

3）J Hubley（2005年）の Health Enpowerment という概念
① 自己効力感（Self-efficacy）：行動を変容しようと思うテーマに対して、どれだけ自信・信念があるかという感覚。
② ヘルスリテラシー（health literacy）：健康と病気の理解、健康課題を話し合う能力、情報収集能力

4）エンパワーメント
　エンパワーメント理論はアメリカを中心に住民・患者・障害者などを対象とした地域・保健・福祉・ヘルスプロモーションなどの領域で1980年代に注目されている概念である[4]。
　ヒューブリーは、エンパワーメントを「個人が意志決定したり、生活をコントロールしたりする能力」と定義し、Wallerstein は、エンパワーメントな教育とは「他者に対するパワーを探し求めてゆくというよりは、変革に影響を与えてゆくためのパワーを他者と発展させてゆくものである。」と指摘している。
　エンパワーメントは、それまで個人的・主観的事象とされてきたパワーレスが社会的・客観的な事象と考えられるようになるに伴い、個人レベルの介入だけでは解決できなかったパワーレスをさまざまな社会科学の知見を活用することにより改善する可能性を秘めている。
　介入研究では、エンパワーメントは「参加」—「対話」—「問題意識と仲間意識の高揚」—「行動」といった過程を経て達成されている。
　パワーレス状態と脳卒中患者の例
　脳梗塞で右半身麻痺になり、主治医から「リハビリテーションを一生懸命しな

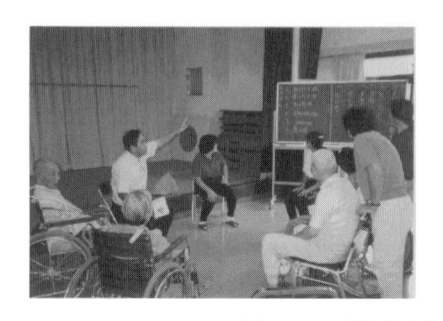

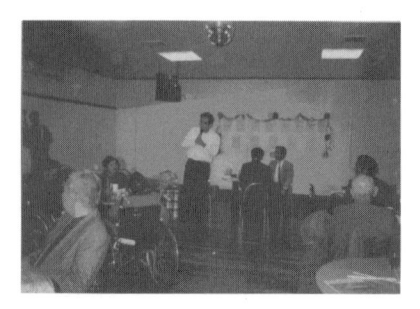

写真1-4　K島機能訓練すこやか教室（1995年）

いと寝たきりになるぞ」といわれ、毎日通院した。半年経っても自分の思うようにできなかったという挫折感（自己効力感低下）、リハビリテーションしたのに、再発した不条理（調和の感覚の喪失）、麻痺が治らずいつまでも右手が使えないという無力感（パワーレス状態）。こうして通院しなくなると閉じこもりとなり、身体活動量が低下して寝たきりに陥り易い。

エンパワーメント的解決策

同じ疾患患者や家族を集め「参加」、患者や家族の悩みや困りごとを「傾聴」する。その現状を解決するための方策をみんなで考える「対話」。病院でのリハビリテーションだけではなく花見に行ったり、カラオケに行ったりして楽しみながらQOLを高める「行動」（写真1-4）。

文　献
1)　ヘルスプロモーション研究センター、http://www.jadecom.or.jp/healthpromotion/
2)　中山和弘：ヘルスリテラシーとヘルスプロモーション、病院67（5）、394-400、2008
3)　中村　敬：生涯にわたる健康を考える、佛教文化学会紀要14、9-32、2005
4)　清水準一：アメリカ地域保健分野のエンパワーメント理論と実践に込められた意味と期待、日本健康教育学会誌4（1）、11-18、1997

第5節　健康日本21（21世紀における国民健康づくり運動）について

〈ポイント〉高齢者の健康づくりを進めていく上で、わが国の健康づくりの歴史的背景や健康支援のあり方を理解する必要がある。

(1) 背　景

これまで日本の健康づくりの政策では、第一次国民健康づくり対策（1978年～）で戦後の感染症から生活習慣病への疾病構造の変化に対応して疾病予防中心の保健医療体制整備を策定した。第二次国民健康づくり対策（1988年～）では個人の自助努力による適切な栄養、運動、休養を重視した生活習慣の改善を策定した。1996年には、成人病を生活習慣病と変え、さらに第三次国民健康づくり運

動（2000年～）からは、健康日本21（21世紀における国民健康づくり運動）が策定された。これにより具体的な生活習慣それぞれの実施率などの数値目標を設定した。2002年には健康増進法が施行され、国民の責務として、「国民は、健康な生活習慣の重要性に対する関心と理解を深め、生涯にわたって、自らの健康状態を自覚するとともに、健康の増進に努めなければならない。」と書かれた。さらに高齢化に伴う要介護者の増加を抑制するため2010年を目途に目標を提示した。

(2) 健康支援について

これまでの健康づくりは、医療従事者が知識や技術を住民に提供することで健康の獲得を個人の意識と努力で目指すものであった。しかし、個人の努力（自助）では限界があるために、これからの健康づくりは住民が主体的に動けるように自治体が環境整備し人材育成（健康運動指導士など[5]）などを支援し（公助）、住民と自治体が連携し、協力し合う事（共助）が重要である。その中で、高齢者の運動を継続させるには、楽しく実践できるような支援[4]が重要である。健康支援を実施するにあたり念頭に置くことは、健康とは毎日の生活を送る1つの資源であり、生きる目的ではない。（健康至上主義ではない。）

健康支援学が生まれた背景に、健康は良いもの、病気は悪いものという前提に立った支援者・被支援者という関係からの反省がある。これからの健康づくりに求められる健康に対する発想には自己効力感やストレス対処能力などの住民の持つ健康を維持する力、すなわち健康生成要因に着眼しそこに働きかけることを通じて、健康の維持・増進を図ることが重要である。

(3) 健康生成要因に関する研究

清水らは、都市に住む住民167人と地方に住む住民156人を対象に健康生成要因を把握する目的に、Sence of Coherence（SOC：首尾一貫感覚）日本語版スケール29項目版（得点が高ければ生きる力あり）とセルフ・エフィカシー（SE）尺度（得点が高ければ問題解決行動あり）を用いて関連要因や健康指標と偏相関分析や共分散構造分析を行った。SOCは「都市型人口特性」と「地域との関わり」が高くなるほど得点が高くなり、SOC、SEともに支援的ユーモアと関連があった。

○基本的な方向
 (1) 一次予防の重視　　(2) 健康づくり支援のための環境整備
 (3) 目標の設定と評価　(4) 多様な実施主体による連携のとれた効果的な運動の推進
○目標値
　栄養・食生活、身体活動・運動、休養・こころの健康づくり、たばこ、アルコール、歯の健康、糖尿病、循環器病（心臓病・脳卒中）、がんの9分野にわたり、70項目の目標値を設定

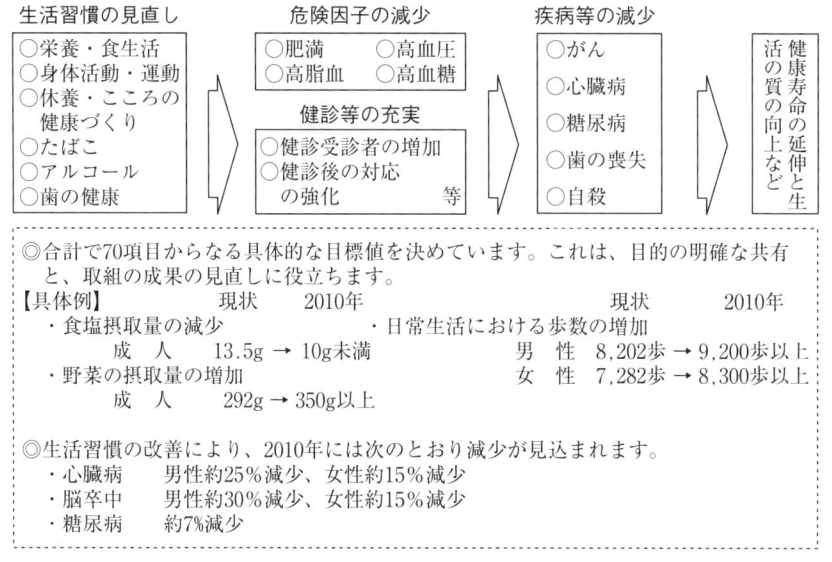

生活習慣の見直し	危険因子の減少	疾病等の減少	健康寿命の延伸と生活の質の向上など
○栄養・食生活 ○身体活動・運動 ○休養・こころの健康づくり ○たばこ ○アルコール ○歯の健康	○肥満　○高血圧 ○高脂血　○高血糖 **健診等の充実** ○健診受診者の増加 ○健診後の対応の強化　　　等	○がん ○心臓病 ○糖尿病 ○歯の喪失 ○自殺	

◎合計で70項目からなる具体的な目標値を決めています。これは、目的の明確な共有と、取組の成果の見直しに役立ちます。
【具体例】　　　　　現状　　　2010年　　　　　　　　　　　　現状　　　　2010年
　・食塩摂取量の減少　　　　　　　　・日常生活における歩数の増加
　　　　成　人　　13.5g → 10g未満　　　　　男　性　8,202歩 → 9,200歩以上
　・野菜の摂取量の増加　　　　　　　　　　　　女　性　7,282歩 → 8,300歩以上
　　　　成　人　　292g → 350g以上

◎生活習慣の改善により、2010年には次のとおり減少が見込まれます。
　・心臓病　　　男性約25％減少、女性約15％減少
　・脳卒中　　　男性約30％減少、女性約15％減少
　・糖尿病　　　約7％減少

資料：厚生労働省健康局生活習慣病対策室において作成

図1-11　健康21の概要

このことから、健康生成要因を高めるには地域との関わりを高める介入が必要であることがうかがえる。

（4）健康運動指導士[5]

　健康運動指導士[5]とは、保健医療関係者と連携しつつ安全で効果的な運動を実施するための運動プログラム作成および実践指導計画の調整等を行う役割を担う者をいう。平成18年度からは、財団法人健康・体力づくり事業財団独自の事業として継続して実施している。今般の医療制度改革においては、生活習慣病予防が生涯を通じた個人の健康づくりだけでなく、中長期的な医療費適正化対策の柱の1つとして位置づけられており、今後展開される本格的な生活習慣病対策に

表1-3 SOC，SE と各変数との偏相関分析

	SOC	SE
SOC	1	.5423 ***
SE	.5423 ***	1
暮らし向き	.3058 ***	.2421 ***
学歴	.1429 *	.0741
職業	.0062	.0305
家族形態	−.0163	−.0559
慢性疾患	−.1120	−.0545
在住年数	−.0408	−.0599
支援的ユーモア	.2573 ***	+.3418 ***
定住意向	.1591 **	.0502
親戚行来	.1990 **	.1179 *
近隣行来	.1674 **	.1714 **
サポートN	.3383 ***	.1886 **
GHQ	−.5907 ***	−.3646 ***
主観的健康	.2717 ***	.2552 ***
健康習慣	.2641 ***	.1384 *

注：1） ＊：p＜0.05　＊＊：p＜0.01　＊＊＊：p＜0.001
　　2）　調整変数：年齢、性別、居住地域

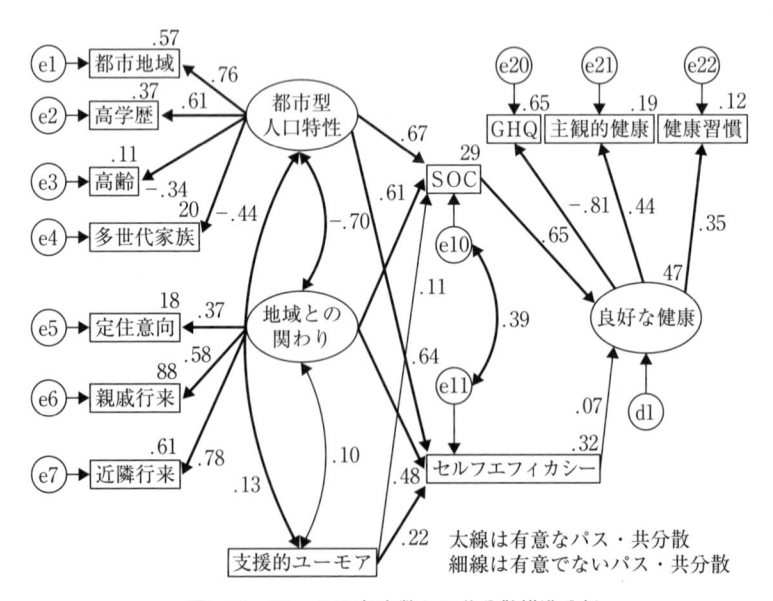

図1-12　SOL、SEと各変数との共分散構造分析

表1-4 SOC13項目版(アントノフスキーが開発した29項目の短縮版)

	あなたの『SOC』を知ろう！ 〜『ストレスに対処する能力』診断〜
	①から⑬までの質問があります。それぞれについて、あなたの感じ方に最も近い番号にひとつだ○をつけてください。すべて回答し終わったら、回答した番号を合計し、別表の数値と比較してみてください。合計点が高いほど、ストレスに対処する能力が高いことになります。
①	あなたは、自分の周りで起こっていることがどうでもよい、という気持ちになることがありますか？ まったくない　1・2・3・4・5　とてもよくある
②	あなたは、これまでに、よく知っていると思っていた人の思わぬ行動に驚かされたことがありますか？ まったくなかった　1・2・3・4・5　いつもそうだった
③	あなたは、あてにしていた人にがっかりさせられたことがありますか？ まったくなかった　1・2・3・4・5　いつもそうだった
④	今まで、あなたの人生は、明確な目標や目的が まったくなかった　1・2・3・4・5　とてもあった
⑤	あなたは、不当な扱いを受けているという気持ちになることがありますか？ とてもよくある　1・2・3・4・5　まったくない
⑥	あなたは、不慣れな状況の中にいると感じ、どうすればよいのかわからないと感じることがありますか？ とてもよくある　1・2・3・4・5　まったくない
⑦	あなたが、毎日していることは、 喜びと満足を与えてくれる　1・2・3・4・5　つらく退屈である
⑧	あなたは、気持ちや考えが非常に混乱することがありますか？ とてもよくある　1・2・3・4・5　まったくない
⑨	あなたは、本当なら感じたくないような感情を抱いてしまうことがありますか？ とてもよくある　1・2・3・4・5　まったくない
⑩	どんなに強い人でも、ときには『自分はダメな人間だ』と感じることがあるものです。あなたはこれまで『自分はダメな人間だ』と感じたことはありますか？ まったくなかった　1・2・3・4・5　よくあった
⑪	なにかが起こったとき、ふつう、あなたは、 そのことを過大に評価したり、 過小に評価してきた　1・2・3・4・5　適切な見方をしてきた
⑫	あなたは、日々の生活で行っていることにほとんど意味がない、と感じることがありますか？ とてもよくある　1・2・3・4・5　まったくない
⑬	あなたは、自制心を保つ自信がなくなることがありますか？ とてもよくある　1・2・3・4・5　まったくない

1は1点、2は2点、3は3点、4は4点、5は5点として計算してください。ただし、①②③⑦⑩は逆転項目となりますので、1は5点、2は4点、3は3点、4は2点、5は1点として計算してください。

表1-5 財団法人日本健康運動指導士養成講習会カリキュラム[5]

科目名	単位数 講義	単位数 実習	内容
健康管理概論	3		健康づくり施策概論、健康の概念、健康管理法、メディカルチェック
運動生理学	12		概論、呼吸循環系、消化器系、内分泌系、筋肉系、神経系、血圧、体温調節、疲労と休養
栄養と運動	8		栄養学の基礎、栄養と運動の相互関係、体重調節、エネルギー代謝
バイオメカニクスと機能解剖	6		骨、筋・関節・靭帯の特性と働き、各運動のバイオメカニクス
発育・発達・老化	2		発育・発達の概論、老化の過程と生体の構造と機能変化
生活習慣病とその予防	8		生活習慣病発症のメカニズ、生活習慣病予防のための運動と栄養
運動負荷試験、心電図	5		心電図の基礎、安静時および運動負荷時の心電図、運動負荷試験の手順・目的・評価・中止基準
運動負荷試験実習		4	運動負荷時の心電図、いろいろな運動負荷試験の手順
運動障害と予防	6		内科的障害と予防、外科的障害と予防
健康づくり運動の理論と実際	10	8	健康づくりの運動の原則と効果、エアロビックス運動、ストレッチング、準備運動と整理運動、補強運動、ウェイトトレーニング、高齢者の運動指導
運動指導の心理学的基礎	4		運動指導のための行動心理学、グループダイナミックスの基礎、生活様式を変えさせるカウンセリング
運動プログラムの管理	2		運動プログラム作成の基礎、運動プログラムの実施と評価、運動プログラムの管理手順
肥満の判定と評価基準	2	2	体組成の測定、肥満の判定と評価、エネルギー消費と摂取量の推定法、栄養計算
ストレス管理法	2		ストレスと生活習慣病、ストレス解消法
体力測定と評価	4	4	概論、形態、体組成、柔軟性、筋力、筋持久力、パワー、全身持久力、調整力測定法、評価
救急処置	2	2	心肺機能蘇生術、緊急体制、内科の救急処置、外科の救急処置
合 計	76	20	1単位90分

```
┌─────────────────────────────────────────────────────────────┐
│「健康運動指導士」は、「健康日本21」、「健康フロンティア戦略」、「医療制度改革」の中心│
│課題である、「生活習慣病予防」「介護予防」の一覧を担います。                │
└─────────────────────────────────────────────────────────────┘
                              ▲

┌─────────────────────────────────────────────────────────────┐
│  〈健康日本21・健康フロンティア戦略〉       〈医療制度構造改革試案〉        │
│                                                             │
│   生活習慣病      介護予防の           生活習慣病の予防の徹底         │
│   対策の推進       推進                                       │
│      ▼           ▼                     ▼                    │
│                                     〈政策目標〉              │
│      健康寿命の延伸                 生活習慣病患者・予備群を        │
│      10年間で2年程度                    25%減少させる             │
│   (2005年と比べての2014年の到達目標)   (2008年度と比べての2015年度の到達目標)│
│                                                             │
│   内臓脂肪症候群（メタボリックシンドローム）の概念に着目し、糖尿病等の     │
│   有病者・予備群の減少に向け、本格的な生活習慣病予防対策を推進           │
│   ○運動、食生活、喫煙面での生活習慣改善に向けた国民運動を展開          │
│   ○医療保険者に効果的・効率的な健診・保健指導を義務付け              │
│   ▶ 確実な行動変容  「1に運動、2に食事　しっかり禁煙　最後にクスリ」   │
│   ▶ 健康な生活習慣を身に付ける達成感・爽快感                       │
└─────────────────────────────────────────────────────────────┘
```

図1-13　今後の健康運動士の在り方[5]

おいては、一次予防に留まらず二次予防も含めた健康づくりのための運動を指導する専門家の必要性が増しており、とくに2008年度から実施の特定健診・特定保健指導において運動・身体活動支援を担うことについて、健康運動指導士への期待がますます高まっているところである。2007年度に健康運動指導士の養成カリキュラム（表1-5)、資格取得方法等に至るまで大幅な見直しを行なったことを踏まえ、ハイリスク者も対象にした安全で効果的な運動指導を行うことのできる専門家を目指す上で健康運動指導士をまず取得すべき標準的な資格であると位置付け、質の高い人材の養成、確保を積極的に図っているところである。

文　献

1) 厚生労働省健康局総務課生活習慣病対策室、健康21と健康増進法について、PTジャーナル38 (6)、433-439、2004
2) 平野裕子・熊谷秋三：健康支援学の新たな視点、現代のエスプリ2月号、38-46、2004
3) 清水準一ほか：一般住民におけるSense of Coherenceとセルフ・エフェカシーの関連要因の検討
4) 黒川幸雄ほか編：健康増進と介護予防、三輪書店、2004
5) 財団法人健康・体力づくり事業財団、http://www.health-net.or.jp

第6節　介護予防について

〈ポイント〉介護予防の理念は、「心身機能の改善」「生活行為」「参加」などの生活機能全般を向上させ、「高齢者本人の自己実現」「生きがい」を支えることである。

(1) 経　　緯

　介護福祉行政の給付から介護保険の契約の下、利用者が選択し各種サービスを受けるシステムとして介護保険制度が2000年にスタートした。毎年利用者が増え、要介護認定者数は400万人を越えて、2007年には介護給付費が5.5兆円に膨らんだ。2012年度には10兆円を超えると内閣府は予測している[1]。そのため、介護が必要となる高齢者を少しでも減らすために、介護予防施策が求められている。2006年、新しく改正された介護保険制度では、介護予防の筋力のためのトレーニングや栄養改善、口腔機能の向上といった新しいサービスを提供することで、軽度の要介護者や要介護になる危険性の高い高齢者の状態の維持・改善を目指している。

　老人保健事業の基本健診では生活習慣予防が活動中心であったが、「活動的な85歳」をめざした介護予防と連携し、要支援、要介護1、2という介護予備軍に対して生活機能低下の予防強化を図る。

（2）介護保険の問題

リハビリテーション医学会の「介護保険制度と障害福祉制度等の利用に関わる調査報告[1]」から著者が実際に遭遇した事例を挙げる。

① 「医療保険による外来リハビリテーション（以下、リハ）・在宅訪問リハと介護保険による通所リハ・訪問リハの選択は、選択指針がないために、医療担当側と介護提供側との連携および棲み分けができていない状況がうかがわれた」。

> 事例1　A. T さん　女性87歳　自宅で転倒し腰部打撲。市内の病院に入院。1か月後退院先を決めるために担当者会議を開く。本人の希望もあり在宅で訪問介護を受けることにした。担当者の1人が、自宅でのリハの指導法について患者を連れて筆者のリハ室にきた。試しに10m歩行時間を測定したら30秒以上もかかる。これでは再転倒の恐れがあるので近くの介護老人保健施設での入所リハを継続してするように説明する。

② 「介護保険による貸与と身体障害者福祉法による給付の適応判断については、適応指針があいまいとの回答が35.1%、介護保険による車いすの貸与の決定に関しても身体障害者福祉法15条指定医の意見を反映すべしとの回答が30.5%認められ、費用、効果、現実と制度上の問題などの現場の苦悩がうかがえた。」

> 事例2　T. M さん　女性75歳　脳卒中右麻痺　毎日、通院しリハを行っていたことで、介護度が要介護1から要支援2にアップする。そのため電動車いすの給付が除外される。リハ通院や生活行動範囲の確保のために電動車いすの必要性をケアマネージャーに説明し、給付除外を撤回させる。

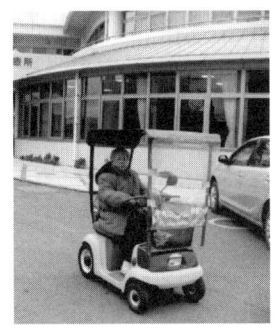

写真1-5　事例2

（3）高齢者の自己実現、生きがいを追及したデイサービス

デイサービスの利用者のほとんどは、女性であることが多い。男性の利用者がデイサービスに参加してもすぐに中断するケースがほとんどである。一般的なデイサービス施設でのプログラム（懐メロや体操など）ではなく利用したいと思

うプログラムとは、どのようなものであろうか。そこで、特に男性の利用者が利用したいデイサービスが東京のNPO法人生きがいの会「松渓ふれあいの家」がホームページに掲載されていたので紹介する。

多彩なプログラム

プログラムでは、好きな麻雀や囲碁や将棋、オセロ、パソコン勉強、書道、絵手紙など。麻雀は4卓（身体の機能維持のために自動式はなし）。

（4）アメリカにおけるリハビリテーションの歴史[3]

第1期　1920年～1940年

1920年アメリカ物理医学会（現リハビリテーション医学会）とアメリカ理学療法士協会結成された。当時のリハビリテーション対象は、ポリオ（急性灰白髄炎）、切断、脳性麻痺であった。その引き起こす筋力低下の正確な評価のために徒手筋力テスト法が確立され、運動療法の原理が確立された。

しかし当時の理学療法は、水治（温泉・鉱泉）、温熱、電気、光線（紫外線・赤外線）の物理療法が主流であった。物理医学の代表者は、ミネソタ大学のクルーゼン教授、運動療法の代表者は、ニューヨーク大学のラスク教授であった。

第2期　1940年～1950年代

脳卒中など中枢神経系の運動療法が主流となった。この時期に、神経生理学的アプローチに属するカバット、ボバース、ブルンストローム、ルード法などの諸説が発表された。

第3期　1950年～1980年代

高次脳機能障害（失語症・失行症・失認症）を治療の対象とする。

（5）日本におけるリハビリテーションの歴史[4]（表1-6）

1940年～1950年代

高木憲次（東大名誉教授、障害児には、医療・教育・職能の賦与を3つの柱として生活すべての面にわたる総合的な指導「療育」が必要だとして提唱した）に代表される肢体不自由療育が先駆けで、第2次世界大戦で負傷した傷痍軍人を対象とし、義足支給と訓練が中心であった。戦後は欧米のリハビリテーション思想・技術を導入し1963年に日本リハビリテーション医学会が結成され、同年、国

第1章 高齢者障害の基礎 31

表1-6 わが国における高齢者のリハビリテーションの主な取組み

年代	主な対策	疾病予防・介護予防	急性期（1月以内）	回復期（6〜9月以内）	維持期（10月以上）
1965 (S40)	理学療法士および作業療法士法				
1982 (S57)	老人保健法	老人保健事業 機能訓練・訪問指導		老人理学療法（I〜III）	
1986 (S61)	老人保健施設創設（〜S62）				
1987 (S62)	保健事業第1次計画（〜H4）				老健デイケア
1989 (H元)	高齢者保健福祉推進10か年戦略（ゴールドプラン）				
1990 (H2)	福祉関係8法改正（在宅福祉3本柱）				老健デイケア II
1991 (H3)	老人訪問看護制度創設				すべての老人保健施設デイケア義務化
1992 (H4)	障害老人の日常生活自立度（寝たきり）判定基準				
1993 (H5)	保健事業第3次計画（〜H11）	寝たきりゼロ作戦	老人早期理学療法	老人理学療法 I〜IV	
	痴呆老人の日常生活自立度判定基準				
1994 (H6)	福祉用具の研究開発および普及の促進に関する法律				
	高齢者保健福祉推進10か年戦略見直し（新ゴールドプラン）地域保健法			老人早期理学療法 I, II	
1995 (H7)	（保健事業第3次計画中間見直し）				
1996 (H8)				老人リハビリテーション総合計画評価料	
1997 (H9)	言語聴覚士法				
1998 (H10)	地域リハビリテーション支援体制整備推進事業			回復期リハビリテーション病棟	
2000 (H12)	介護保険法	介護予防・生活支援事業			・訪問リハビリテーション
	今後5か年間の高齢者保健福祉施策の方向性（ゴールドプラン21）（〜H22）				・通所リハビリテーション
	健康日本21（〜H16）				・老健リハビリ体制加算
					・療養型特定診療費
					・リハビリテーション総合
2002 (H14)	国際生活機能分類（ICF）			個別リハビリテーション創設	・集団リハビリ→個別リハビリ
2003 (H15)	健康増進法				・老人保健施設機能強化加算
					・リハビリテーション実施計画書
2004 (H16)	（ゴールドプラン21終了年）				
2005 (H17)	（健康日本21中間評価）	（保健事業第4次計画終了年）			

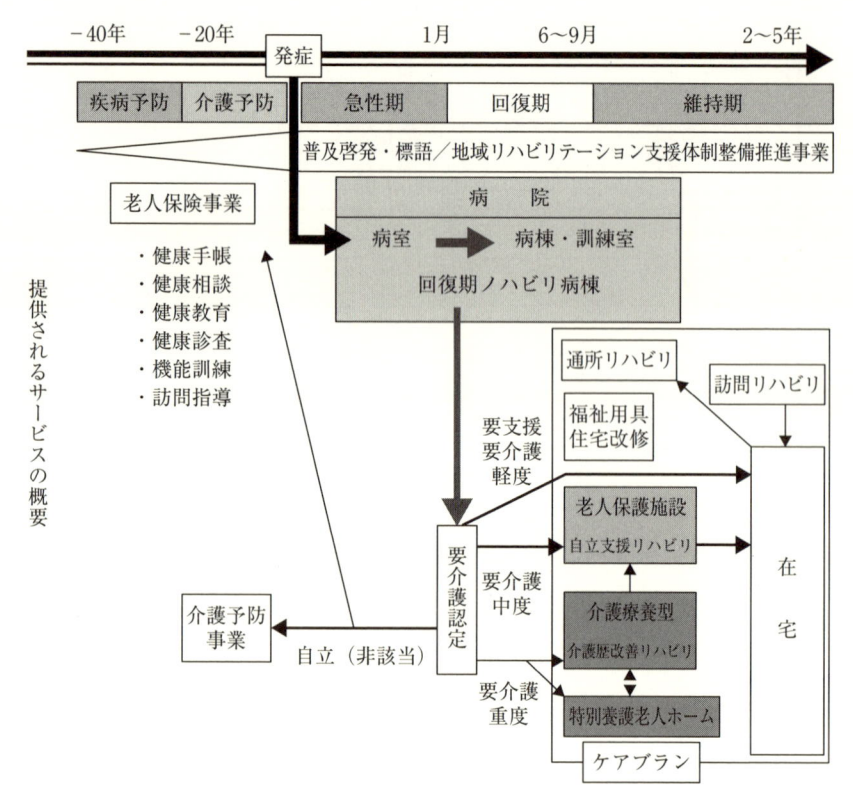

図1-14 高齢者リハビリテーションの流れ（現状）
（資料：厚生労働省老健局老人保健課）

立療養所東京病院付属にわが国初のPT・OT養成校が開校した。1966年に第1回国家試験が行われ、最初のPTが誕生するとともに理学療法士協会が結成された。

1960年～1980年代

日本でも物理療法から運動療法にシフトしていった。神経生理学的アプローチは、1980年代が全盛であった。

1980年～現代

病院から施設、在宅へ業務の拡大。

1982年に制定された老人保健法から機能訓練や訪問指導を市町村で提供されることとなった。

1985年に病院退院後に家庭・社会復帰のための中間施設　老人保健施設（現介護老人保健施設）が創設され、全国的な整備が図られた。

　1992年に老人訪問看護施設が創設され、訪問看護ステーションから看護士、PTが在宅で看護・リハビリテーションが実施されることとなった。

　2000年からは、老後を社会全体で支える介護保険制度が施行された（図1-14）。これまで高齢者に提供されてきた看護・リハビリテーションやサービス（介護用品のレンタルなど）が、介護保険の形で継承された。

　2006年、介護予防推進事業（市町村の委託事業）、介護予防通所リハビリ（老人保健施設で行う介護予防事業）が開始される。虚弱高齢者、要支援1、2を対象に運動器機能向上を目的とした運動プログラムを実施する。どちらもマシントレーニングや集団での体操が主なプログラムであるため、その利用率や継続率は低い。

文　献

1) 内閣府：高齢者白書、2006
2) 君塚　葵ほか：介護保険制度と障害福祉制度等の利用に関わる調査報告、日本リハビリテーション医学会誌 42 (1)、2005
3) 上田　敏：リハビリテーションを考える、青木書店、1983
4) 高齢者リハビリテーション研究会報告書、高齢者のリハビリテーションのあるべき方向、東京、社会保険研究所、2005

第7節　介護予防、健康増進における理学療法の役割

〈ポイント〉介護予防・健康増進活動は、理学療法士が医療以外においても活躍できる。本節では、筆者が経験した医療、介護予防、健康増進活動を次に紹介する。

(1) 活躍の場紹介

① 医　療

　著者は、K診療所に10年半勤務し、延べ約5万人の患者の理学療法を施行してきた。患者の平均年齢は80歳で、疾患は骨関節症が多数を占め、中枢疾患が次に多かった。高齢者の理学療法で重要なことは、どの疾患の患者でも、身体活動量が大幅に低下するため、一年でも長く継続させることである。

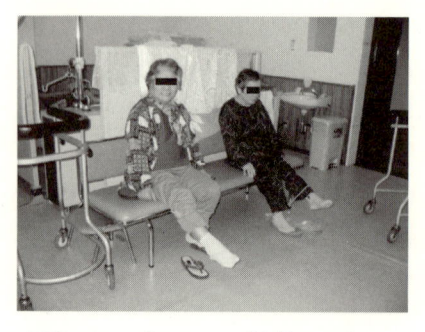

写真1-6a　ゴムチューブを使った筋トレ 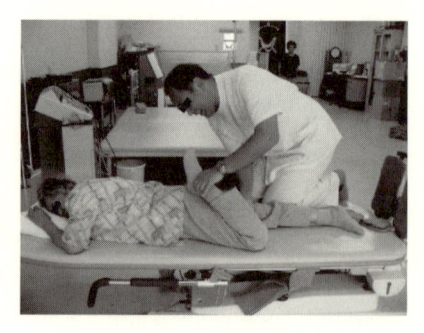　　　写真1-6b　一般的なリハビリ

② 通所リハビリテーション
　K診療所の隣には福祉施設があり、デイサービスも行っていた。週1回季節や患者のレベルに応じたゲームやレクレーションを実施した。
③ 健康増進活動
　2008年4月より特定検診としてメタボリックシンドロームのスクリーニングが開始された。理学療法士も運動療法のスペシャリストとして活躍の場が期待される。著者はメタボリックシンドロームに該当した患者たちを集めて、3か月にわたり、患者自らに行動目標を立てさせ、歩数・体重を毎日モニタリングさせた。その結果、1日の歩数が大幅に伸び、高脂血症も改善した。

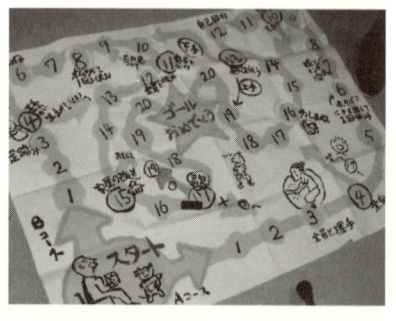

写真1-6c　オリジナル人生すごろく　　　写真1-6d　メタボリック教室

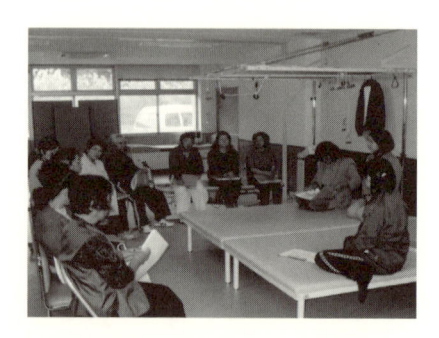

（2） 地域高齢者の転倒調査報告[12]

1）背　景

　旧厚生省推計[1]によると、寝たきり高齢者は2010年に全国で約170万人、2025年では230万人に増えるものとされている。寝たきりになる主な原因は脳卒中が約20%、骨折・外傷が約12%で、10年間で脳卒中はほぼ横ばいなのに対し、骨折は1.5倍に増加していたことが報告されている[2]。高齢者が急速に進行しているわが国において高齢者の日常生活動作の低下、寝たきりを引き起こす転倒について検討することは大きな意義がある。

2）目　的

　これまでの研究では、下肢筋力とバランス能力が、転倒の身体機能的原因と報告されている[3,4]。しかし、性格的要因や老人の活動能力が関連するかどうかを調査したものは見当たらない。地域高齢者の転倒頻度、その状況、さらに転倒の関連要因を明らかにする目的で、転倒調査を実施した。

3）対象者

　2003年、鹿児島県K町在住の高齢者で転倒予防教室に参加した172人。

4）方　法

① 聞き取りによる調査：年齢、性別。

② 自記式による質問項目：①「仕事をしているか」、②「独居であるか」、③「運動しているか」、④「身体の調子はよいか」、⑤「身体の痛みはあるか」、⑥「脳梗塞はあったか」、⑦「視力障害はあるか」、⑧「性格はせっかちであるか」、⑨「待たされるといらいらするか」、⑩「台を使い高いところのものをとるか」、⑪「うちにいるのがすきか」、⑫「炊事や買い物はするか」、⑬「本は読むか」、⑭「若い人に話し掛けるか」、⑮「水が入ったバケツを持ち上げられるか」、⑯「前に歩いている人を追い越せるか」、⑰「二階にあがると息切れするか」、⑱「立ったままズボンがはけるか」、⑲「床に手が届くか」、⑳「過去1年間で倒れたことはあるか」（倒れたことのある人は、場所・動作内容・骨折の有無・回数を記載させる）を公民館にて記入させた。質問は20項目からなり、すべての項目についてその可否を2件法で回答し、それぞれ1点と0点を与える。可能得点範囲は0〜20点である。

③ データの分析

調査・質問項目をもとに、転倒発生、回数、発生場所、動作、けがの有無、骨折部位の数と率を導き出す目的に、記述統計を用いた。「過去1年間の転倒経験あり」と各調査・質問項目間の関係を導き出す目的に、相関分析を用いた。転倒と有意な関連を導き出す目的に、調査時の「過去1年間の転倒経験あり」を目的変数、調査・質問項目を説明変数とする重回帰分析（ステップワイズ法）を用いた。統計学上の有意水準はいずれも5%未満とし、解析にはStatView5.0（Windows版）を用いた。

5) 結 果

過去1年間に転倒経験ありと答えた人（転倒者）は30名であり、転倒者の割合は17%（男性19%、女性17%）であった（図1-15）。

転倒の回数は、1回が最も多く全体の66%を占めていた（図1-16）。

屋外での上位は、道が30%、庭が23.3%、畑が10%、屋内での上位は、居間が20%、玄関が6.7%であった（図1-17）。

転倒の動作では、歩行中が33.3%と最も多く、次いで庭での洗濯物の干し、取り込みが13.3%、自転車の走行中が10%と続いた（図1-18）。

転倒時のけがの有無を見ると、骨折が33.3%、打撲が13.%、捻挫が6.7%、なしが46.7%の順であった（図1-19）。

転倒時、骨折者の骨折部位は腰椎が30%、次いで手、足関節、足指がそれぞれ20%、膝蓋骨が10%であった（図1-20）。

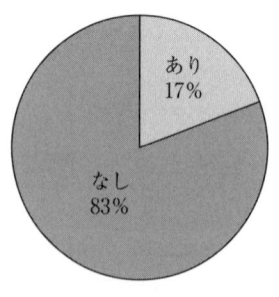

図1-15 1年間で転倒した人の割合　　図1-16 転倒発生回数

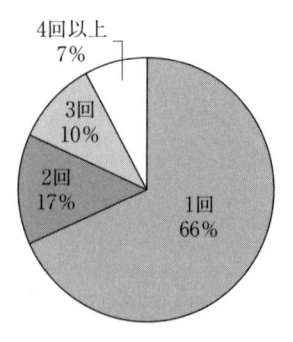

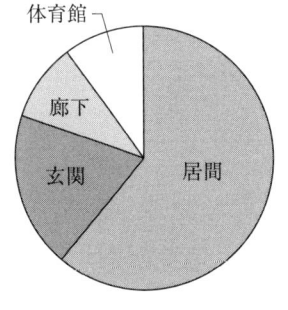

図1-17 転倒発生場所（屋内）　　図1-18 転倒発生場所（屋外）

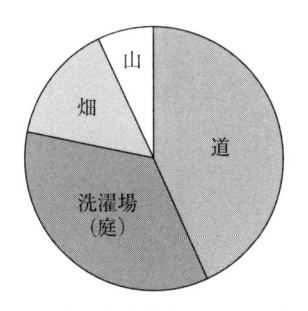

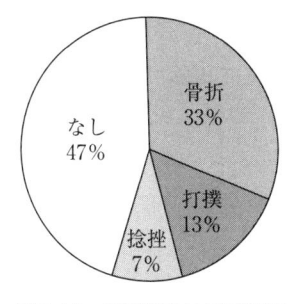

図1-19 転倒時のけがの種類　　図1-20 骨折部位

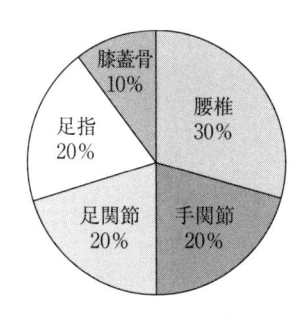

　過去1年間の転倒経験ありと各調査・質問項目間は、「身体の調子がよい」、「バケツを持ち上げることができる」、「追い越しができる」の3項目で有意な関連を示した（表1-7）。
　転倒と有意な関連で採用された項目は、「身体の調子がよい」、「バケツを持ち上げることができる」の2項目であった。このモデルの相関係数は0.31であった（表1-8）。

6) 考　察
　本研究の対象者は、厳密にいえば地域高齢者を代表する偏りのないサンプルではないが、K町と同規模で地域高齢者を代表する南外村の調査[5]と比較して転倒率、転倒発生回数は近値であった。また、転倒の起きた場所は屋外と屋内の割合は両者とも屋外が多く、屋外と屋内での第1位もそれぞれ道と居間で一致した。
　以上から、高齢者の転倒は身近なところで発生し、居間に手すりを設置した

表1-7 転倒と諸要因の相関

要因	転倒	
年齢	−0.12	
仕事	0.13	
独居	0.02	
運動	0.11	
調子	0.24	**
痛み	0.11	
脳梗塞	−0.05	
視力障害	0.05	
性格	0.06	
気短	−0.05	
台上	−0.11	
家中	−0.08	
自炊	−0.03	
読書	0.04	
若者	0.03	
バケツ	0.26	**
追い越し	0.19	*
息切れ	0.09	
更衣	0.12	
柔軟性	0.03	

*p<0.05 **p<0.01

表1-8 転倒に対する重回帰分析

調査項目	目的変数転倒
調子	0.19
バケツ	0.23

R = 0.31 F値 = 9.3

り、道を歩く際は杖やシルバーカーの励行が転倒予防上重要であると考えられる。

この調査では、これまでの転倒に関連する要因として報告されているもの[5)6)]以外に、性格的なもの(せっかち、短気)、老人の活動能力から手段的、知的、社会的因子項目、体力要素としてMFS[7)]から筋力、歩行能力、持久力、平衡性、柔軟性と関係する項目を取り入れた。転倒に関連する運動能力は下肢筋力とバランスといわれる中[4)]、本研究では筋力と関連する「バケツの持ち上げ」と歩行能力と関連する「追い越し」が転倒と相関を示した。転倒によるけがを経験した通院患者に対するHauerら[8)]の研究では、下肢筋力増強とバランス訓練をした群が、プラシーボ運動群に比べ転倒回数の減少傾向を認めている。石崎[9)]は、握力が弱いことが日常生活活動の自立度低下の危険因子であり健康状態の指標として握力は有益であると報告し、新開ら[10)]は歩行速度が遅い高齢者は将来閉じこもり老人となりやすいことを指摘している。さらに、Murphyら[11)]の研究によると転倒不安を持ち、その上活動制限をしている人の特徴は自己健康感や身体機能が低く、「けがあり」の転倒歴を有する者であったと報告している。今回の結果において筋力、歩行能力、健康感に関連する項目が、有意な転倒関連要因として抽出されたことは本研究に対する妥当性を裏付けるものと思われる。しかし、既存の調査結果[5)6)]では、脳卒中や視力障害が転倒の既往と関連したが、本研究では関連しなかった。また、性格的な因子も関連しなかった。これは今回の対象者は広報を読んで自らの足で会場に来た比較的と元気な老人たちであり、質問形式が自記式であることから性格の項目では主観が入りせっかち

である人でも否定する傾向があったためと考えられる。

文 献
1) 旧厚生省：国民衛生の動向、1997
2) 東京都：高齢者の生活実態、東京都社会基礎調査報告書、1996
3) 木村みさか：高齢者のバランス能を評価することの意義、日本生理人類学会誌5（2）、65-71、2000
4) 藤原勝夫・外山 寛他：老化の転倒問題に焦点を当てた平衡機能の評価および訓練効果、体力研究83、123-134、1993
5) 安村誠司：地域における転倒・骨折等に関する疫学的研究、長期プロジェクト研究報告書192-198、2000
6) 新野直明：中部の高齢者における転倒の関連要因、長期プロジェクト研究報告書、27-34、2000
7) 細川徹・長崎 浩他：高齢者におけるMotor Fitness Scaleと体力測定との関係、厚生省長寿科学総合研究、135-138、1998
8) Hauer K, Rost B, et al.: Exercise training for rehabilitation and secondary prevention of falls in geriatric patients with a history of injurious falls. J Am Geriatr Soc 49（1）：10-20, 2001.
9) 石崎達郎：地域在宅高齢者の健康寿命を延長するために、中年からの老化予防に関する医学的研究、東京都老人総合研究所、94-103、2000
10) 新開省二：地域高齢者の「要介護」予防をめざした目標体力水準設定、中年からの老化予防に関する医学的研究、東京都老人総合研究所、151-157、2000
11) Murphy SL, Williams CS, et al.: Characteristics associated with fear falling and activity restriction in community-living older persons. J Am Geriatr Soc50（3）: 516-520. 2002.
12) 宮原洋八他：地域高齢者の転倒における関連要因について、理学療法科学、20（4）、259-262、2005

第 2 章　高齢者障害の評価

〈ポイント〉リハビリテーションでは、運動障害をモデル化し、測定可能な変数を用いて表現する（表2-1）。運動障害の測定と評価には、変数間の因果関係を分析し、階層性を理解しておく必要がある。たとえば疾病が最初に影響を与えるのは職業活動で、疾病の重症化とともに社会参加、手段的 ADL、基本的 ADL の順序で影響の範囲が拡大する。高齢者の社会参加が減少すると家への閉じこもりとなり、寝たきり状態に近づく。社会参加の減少と死亡率の間には有意な関係があることが報告されている。理学療法士は、これらの概念を頭に入れた上で適切に評価・運動療法を実施する必要がある。

表 2-1　運動障害モデル[1]

生活機能・障害・健康分類（2001）	障害モデル（1980）	測定解析レベル	学問レベル
疾　病	素　因	遺伝子	化　学
	病　因	微生物、物質	生物学
	病理学変化	細　胞	
		組　織	解剖学
		臓　器	病理学
		器　官	生理学
	症状・症候	症　候	症候学
心身の機能と構造	機能低下	運　動	運動学
	機能的制約	動　作	心理学
活　動	能力低下	日常生活活動	行動学
		標準 ADL	
		手段的 ADL	社会学
		余　暇	
		外　出	
参　加	社会的不利	地域への参加職業	

第1節　障害とは

（1）医学モデル、障害モデル、機能的状態

障害や評価について学習する前に、医学モデルと障害モデルの違いを把握しておく必要がある。

1）医学モデルとは

わが国の医学は、1869年明治政府がドイツ医学を採用したことからはじまる。当時ドイツには近代病理学の祖である Rudolf Virchow（1821～1902）と結核菌を発見した Robert Koch（1843～1910）がいた。Virchow が病理所見を臓器レベルから細胞レベルに拡大し、疾病を病理で説明されるようになった。その結果、病因─病理─発現という医学モデルが完成した。

肺結核を例に医学モデルで説明すると、病因（結核菌）─病理（肺の炎症）─発現（発熱）という図式となる。

2）障害モデルとは

疾病や先天異常による運動障害の治療やリハビリテーションでは、臓器レベル─個人レベル─社会レベルという障害モデルが用いられ、機能的状態を評価する必要がある。

3）機能的状態とは

機能（function）とは、働き、作用、活動能力という意味があり、機能的状態とは個人レベルの働きを示す。リハビリテーションの全過程では障害者の臓器レベル─個人レベル─社会レベルまで含む（表2-2)[2]。個人の機能的状態を把握するための概念はパフォーマンスであり、機能障害には技能、能力低下には課題遂行、社会的不利には役割が用いられる。

脳卒中患者を例に障害モデルで説明すると、機能障害（片麻痺）─能力低下（歩けない）─社会的不利（外出できない）という図式となる。

（2）モデルの変遷

わが国では高齢社会を迎え、医療費の増加、生活習慣病の増加、慢性疾患の増加、寝たきり老人の増加などにより医療が変化せざるをえなくなった。また、医

表 2-2　障害モデルと機能的アプローチ[1]

臓器レベル	個人レベル	社会レベル
病　　理	行　　動	役　　割
条　件 解剖学的、生理学的、知的、情緒的欠損	物理的・社会的環境下における課題遂行欠損	社会的規範や政策に影響される環境面の欠損
用　語 機能障害 （障害機能異常）	能力低下 （課題遂行困難）	社会的不利 （不利益）
制　約 技能面	課題遂行	役割遂行
分　析 特殊診断的記載	パフォーマンス記載	遂行記載
能力と活動の機能評価		
介　入 医学的、機能回復治療	補装具、身体的および態度による障壁の軽減	支持的サービス政策変更
機能の改善、維持のためには長期にわたり、すべてが必要		

　学から、障害、生活への重要性が指摘されるようになり、医学モデルも病理の修復から機能的制限の回復が注目されてきた（図2-1）。リハビリテーションの位置づけも「疾病、変調、病弱あるいは損傷による機能障害、機能的制限、傷害の発生、症状および進行を防止する」こととされている。

　2001年に世界保健機構（WHO）が発表したICFでは[3]、障害を心身機能・身体構造（body functions and structures）、活動（activity）、参加（participation）の3次元でとらえ、疾病はこの3つの次元のいずれにも関連するという考え、疾病と障害の関係を健康状態の変化と心身機能、日常生活活動、社会参加の状態との関係とした（図2-2）。これら障害モデルからも個人の社会参加に重点を置く生活モデルに変化してきた。

〈医学モデル〉

　　　病因　→　病理　→　現症

〈障害モデル〉

　　　機能障害　→　能力低下　→　社会的不利

〈生活モデル〉

　　　機能・構造　→　活動　→　参加

図2-1　モデルの変遷（WHO：1980）[3]

```
                health condition（健康状態）
              [disorder or disease（変調または疾病）]

   body function          activities           participation
    & structure            （活動）               （参加）
 （心身機能・身体構造）

         ① environmental factors    ② personal factors
              （環境因子）                （個人因子）
```

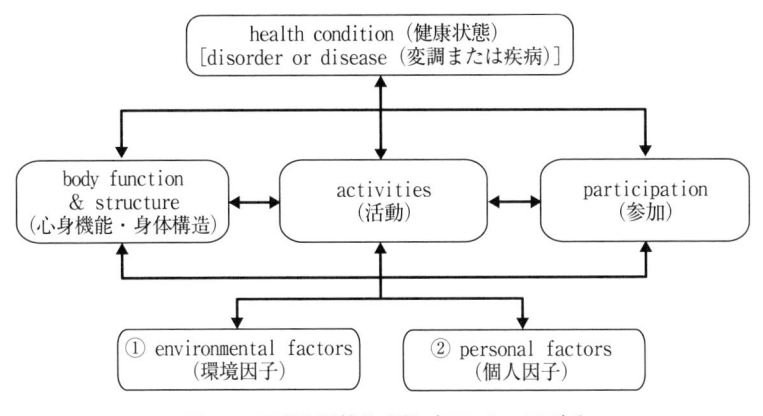

図2-2　国際生活機能分類（WHO：2000）[3]

（3）測定、評価

　測定（measurement）は、メジャーやストップ・ウォッチなどの計器を用いて対象物を測ること。評価（assessment）は、測定した結果に意味づけをする過程である。臨床では測定されたデータから推論の過程を経て得られた結論が評価である。

　測定では、測定すべきものを定義しておくことが重要である。人間活動や機能障害を直接は測定できない。たとえば筋張力も直接には測定できないので推定値から剛体のモーメントとして表す。

　日常生活活動（activities of daily living：ADL）における自立度の評価は能力低下を測定することにより得られる。ADL尺度は、リハビリテーションの

ゴールの設定や効果判定に利用される目的に、これまで多く開発されてきた。入院中の患者を対象とした場合は身辺処理や移動を取り上げた基本的 ADL が用いられ、外来患者を対象とするときは家事や買い物を加えた手段的 ADL が用いられる。患者のおかれた環境により機能的状態も異なるので正しく評価される尺度を的確に用いることが重要である。

文献

1) 岩谷　力編：運動障害のリハビリテーション、南光堂、東京、2002
2) 中村隆一編：臨床運動学　第2版、医歯薬出版、東京、1995
3) WHO：International Classification of Functioning, Disability and Health：ICF. World Health Organization, Geneva, 2001

第2節　評価の目的、側面

〈ポイント〉評価とは、ゴールを決定するために患者の機能的状態の把握と予後推測、問題点の抽出が目的である。高齢者の評価では、要介護状態にならないための早期把握、生活機能維持・向上のための評価法を紹介する。

(1) 機能的状態とは

患者の状態を身体的、認知的、情緒的、社会的、心理的安寧の5つ側面からとらえる。次ににその代表的な測定、検査法を示す[1]。

1) 身体的機能：①関節機能　関節可動域測定、動揺、②筋力　徒手筋力テスト、筋トルク、③心肺機能　血ガス、呼気ガス分析、④歩行機能　最大歩行時間、歩幅、⑤バランス機能片足立ち、重心動揺、⑥疾患別機能評価 Brunnstrom Stage, Yahr の分類、Heugh-Jones の分類
2) 認知的機能：①痴呆　長谷川式簡易知能評価スケール（HDS）、ミニメンタルステート（MMS）、②知能　ウェクスラー知能検査（WAIS-R, WISC-R）、③失語症　標準失語症検査（SLTA）、④高次脳機能スクリーニング検査　記憶、行為、構成、認知
3) 情緒的機能：①不安状態　顕在性不安検査（MAS）、②うつ状態　自己評

価式抑うつ性尺度（SDS）、高齢者うつスケール（GDS）
4) 社会的機能：①日常生活活動尺度　Barthel Index、Functional Independence Measure、②生活活動性尺度　生活活動時間、老研式活動能力指標
5) 心理的安寧：①主観的幸福感　PGC モラールスケール、生活満足度、②健康関連 QOL　SF-36

(2) 臨床でよく用いられる測定、評価尺度
1) 筋力（muscle strength）：身体運動による力（force）は、筋収縮により発生する張力（tension）ではなく関節の円運動としておこるトルク（モーメント：図2-3）。M=N・m
　　たとえば、立位から前傾に傾くと①床反力（点線）が足関節の前を通る。②足関節を背屈させる方向に外部モーメント働く。③これに釣り合うために底屈方向に内部モーメントが働く（慣性の法則）。
2) 徒手筋力テスト（MMT）：器具不要で基本原則がわかれば誰でもできるが定量的筋力テストと比べれば Fair が 10～30%、Normal が 50～80%。
3) 等尺性筋力測定：アナログ握力計。関与する筋は前腕屈筋、手内筋群であるが、脚力と r=0.76、背筋力と r=0.75 の相関があり、自立度とも関連がある。

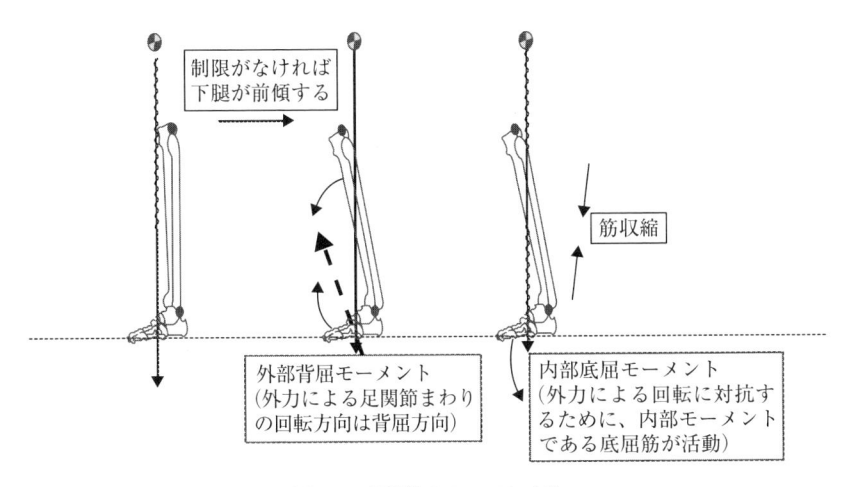

図2-3　足関節のモーメント[2]

4) 等張性筋力測定：Delorme の 1RM：重錘を用いる。

RM（repetition maximum）とは繰り返し運動可能な最大回数。たとえば 1RM の場合、1 回は繰り返し可能であるが、2 回は繰り返せない負荷強度。高齢者を対象とする筋力測定では 5 〜 10 回繰り返すことができる負荷テストを実施することが望ましい（表 2-3）。

表 2-3　筋力トレーニングにおける強度（負荷）、最高反復回数（RM）、主な効果の関係[3]

最大筋力（1 RM）に対する割合（%）	最高反復回数（RM）	期待できる主な効果
100	1	｜集中力（抑制の低減）
90	3 〜 6	
80	8 〜 10	｜筋肥大
70	12 〜 15	
60	15 〜 20	｜筋持久力
50	20 〜 30	
1/3	50 〜 60	

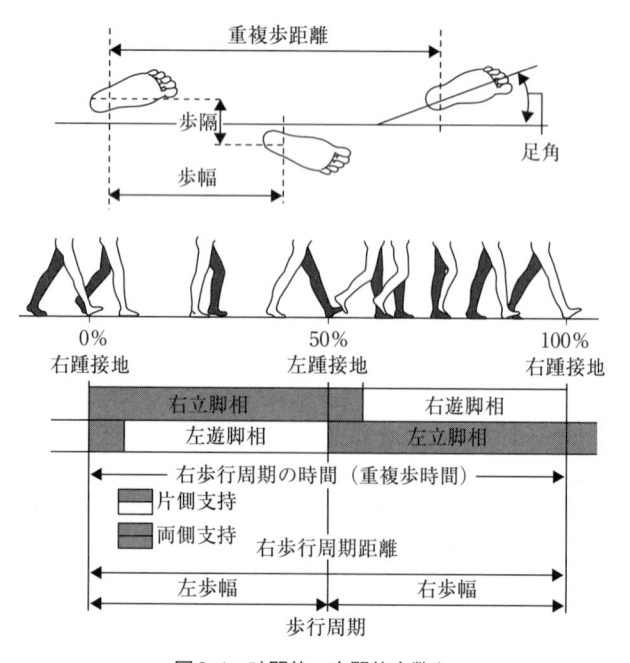

図 2-4　時間的、空間的変数[4]

5) 等速性筋力測定：等速性筋力測定機器は、任意に設定した角速度（30 ～ 180degree/sec）により関節運動を行わせ、筋力—速度関係を求める。それ以外に筋力強化訓練にも用いられる。しかし依然高価な代物であるために一般病院では設置していない。

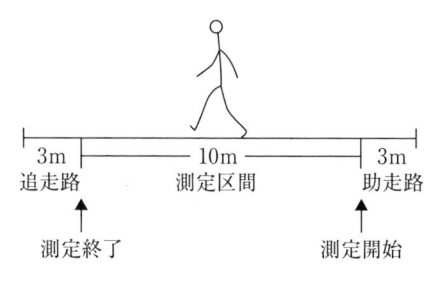

図2-5　10m歩行速度

6) 歩行は分析方法により変数が異なる。

時間的・空間的変数（図 2-4）：歩幅（step length）、重複歩（stride）、歩行率（cadence）、10m 歩行速度（図 2-5）は下肢筋力、体力以外に ADL 自立度、在宅脳卒中患者の活動性と相関がある。20m/min（30sec）以上：静的な屋内活動、40m/min（15sec）以上：余暇活動可能、80m/min（7.5sec）以上：他人の世話可能。

パーキンソン病患者と健常者の歩行速度、歩行周期、重複歩などの変数を比較した結果、歩行周期は延長し、歩行速度、重複歩距離は減少した。このことからパーキンソン病患者の歩行は緩慢で小刻みであることが伺われる（表2-4）。

7) MMS（Mini-Mental State）

MMS は、認知障害測定を目的とした標準化された尺度として作成された。MMSの総合点は30点で、20点以下は認知症、せん妄の可能性が高い（表2-5）。

表2-4　パーキンソン病21例と健常者の通常歩行の歩行周期変数[5]

	パーキンソン病患者			健常者	
	平均	SD	範囲	平均	SD
歩行速度（m/sec）	0.56	0.12	0.05 ～ 0.94	1.36*	0.23
歩行周期（sec）	1.36	0.29	0.60 ～ 2.5	1.11*	0.11
重複歩（m）	0.75	0.28	0.13 ～ 1.36	1.47*	0.16
遊脚相 / 立脚相・比	0.52	0.18	0.11 ～ 0.75	0.61*	
二重支持期（sec）	0.29		0.10 ～ 1.4	0.12*	0.03
二重支持期（歩行周期の%）	25		17.0 ～ 56	11*	
対称性	0.92		0.58 ～ 1.0	1.0*	

表2-5 MMS (Mini-Mental State)[1]

		質問内容	回答	得点
1	(5点)	今年は何年ですか。 いまの季節は何ですか。 今日は何曜日ですか。 今日は何月何日ですか。	年 曜日 月 日	
2	(5点)	ここは何県ですか。 ここは何市ですか。 ここは何病院ですか。 ここは何階ですか。 ここは何地方ですか。（例：関東地方）	県 市 階	
3	(5点)	物品名3個（相互に無関係） 検査者は物の名前を1秒間に1個ずつ言う。その後、被験者に繰り返させる。 正答1個につき1点を与える。3個すべて言うまで繰り返す（6回まで）。 何回繰り返したかを記す。＿＿＿ 回		
4	(5点)	100から順に7を引く（5回まで）。あるいは、"フジノヤマ"を逆唱させる。		
5	(3点)	3で提示した物品名を再度復唱させる。		
6	(2点)	（時計を見せながら）これは何ですか。 （鉛筆を見せながら）これは何ですか。		
7	(1点)	次の文章を繰り返す。 "みんなで、力を合わせて綱を引きます"		
8	(3点)	（3段階の命令） "右手にこの紙を持ってください" "それを半分に折りたたんでください" "机の上に置いてください"		
9	(1点)	（次の文章を読んで、その指示に従ってください） "眼を閉じなさい"		
10	(1点)	（何か文章を書いてください）		
11	(1点)	（次の図形を書いてください）		
			得点合計	

8) GDS（Geriatric depression scal）

GDS（老年期うつ病評価尺度）は高齢者を対象としたうつ症状のスクリーニング検査である。

表2-6は15の質問からなる簡易版で評価基準として0～4はうつ症状なし、5～10は軽度うつ病、11以上は重度うつ病。

9) Barthel Index（BI）の総点（100点）を経時的に測定することでADLの自立度の変化をとらえ、訓練効果を評価できる[6]。

BI61点以上：家庭へ退院可能、20点以下：家庭へ退院困難（表2-7）。

文　献

1) 岩谷　力編：運動障害のリハビリテーション、南江堂、東京、2002
2) 義肢装具士の卵のための基礎力学、http://www.hit.ac.jp/~gisisougu/index.html
3) 石井直方：臨床スポーツ医学 12、230-276、1995
4) 中村隆一ほか：基礎運動学第6版、医歯薬出版K.K、東京、2003
5) 佐直信彦ほか：在宅脳卒中患者の生活活動と歩行機能の関連、リハ医学、1991
6) 千葉直一ほか編：ADL・IADL・QOL　リハビリテーションMOOK No.9、金原出版、2004

表2-6　Geriatric depression scale（GDS）簡易版の日本語訳[1]

1. 毎日の生活に満足していますか	（はい、いいえ）
2. 毎日の活動力や周囲に対する興味が低下したと思いますか	（はい、いいえ）
3. 毎日が空虚だと思いますか	（はい、いいえ）
4. 毎日が退屈だと思うことが多いですか	（はい、いいえ）
5. たいていは機嫌よく過ごすことが多いですか	（はい、いいえ）
6. 将来への漠然とした不安にかられることがありますか	（はい、いいえ）
7. 多くの場合は自分が幸福だと思いますか	（はい、いいえ）
8. 自分が無力だなあと思うことが多いですか	（はい、いいえ）
9. 外出したり何か新しいことをするよりも、家にいたいと思いますか	（はい、いいえ）
10. なによりもまず、物忘れが気になりますか	（はい、いいえ）
11. いま生きていることが素晴らしいと思いますか	（はい、いいえ）
12. 生きていても仕方がないという気持ちになることがありますか	（はい、いいえ）
13. 自分が活気にあふれていると思いますか	（はい、いいえ）
14. 希望がないと思うことがありますか	（はい、いいえ）
15. 回りの人が、あなたより幸せそうにみえますか	（はい、いいえ）

1, 5, 7, 11, 13には「はい」に0点、「いいえ」に1点を、2, 3, 4, 6, 8, 9, 10, 12, 14, 15には、その逆を配点し合計する、5点以上がうつ状態とされている。

表2-7　バーセルインデックス[6]

1. 食事	10：自立、自助具などの装着可、標準的時間内に食べ終える 5：部分介助（たとえば、おかずを切って細かくしてもらう） 0：全介助
2. 車椅子からベッドへの移動	15：自立、ブレーキ、フットレストの操作も含む（非行自立も含む） 10：軽度の部分介助または監視を要する 5：座ることは可能であるがほぼ全介助 0：全介助または不可能
3. 整容	5：自立（洗面、整髪、歯、磨き、ひげ剃り） 0：部分介助または不可能
4. トイレ動作	10：自立、衣服の操作、後始末を含む、ポータブル便器などを使用している場合はその洗浄も含む 5：部分介助、体を支える、衣服、後始末に介助を要する 0：全介助または不可能
5. 入浴	5：自立 0：部分介助または不可能
6. 歩行	15：45M以上の歩行、補装具（車椅子、歩行器は除く）の使用の有無は問わない 10：45M以上の介助歩行、歩行器の使用を含む 5：歩行不能の場合、車椅子にて45M以上の操作可能 0：上記以外
7. 階段昇降	10：自立、手すなどの使用の有無問わない 5：介助または監視を要する 0：不能
8. 着替え	10：自立、靴、ファスナー、装具の着脱を含む 5：部分介助、標準的な時間内、半分以上は自分で行える 0：上記以外
9. 排便コントロール	10：失禁なし、浣腸、坐薬の取り扱いも可能 5：ときに失禁あり、浣腸、坐薬の取り扱いに介助を要する者も含む 0：上記以外
10. 排尿コントロール	10：失禁なし、収尿器の取り扱いも可能 5：ときに失禁あり、収尿器の取り扱いに介助を要する者も含む 0：上記以外

第3節　特定高齢者と生活機能評価

〈ポイント〉健康寿命の延長や医療費・介護保険料軽減のためには、生活機能が低下し要支援・要介護状態になるおそれのある特定高齢者への対応が急務である。本節では特定高齢者の評価と運動器の機能向上について学習する。

（1）経　　緯

2006年介護保険法改正により、介護サービスが予防重視型システムへ転換されて新予防給付として「特定高齢者施策」「一般高齢者施策」を盛り込んだ、地域支援事業が創設された。

（2）特定高齢者の選定

特定高齢者は、介護予防の取り組みが今後必要かもしれない高齢者のことである。表2-8のような問診を実施し、選定する。

① 65歳以上の高齢者が健康診査を受ける際、生活機能評価[1]（基本チェックリスト：表2-8）を実施する。
② 基本チェックリスト20項目のうち10項目、運動器5項目のうち3項目、口腔機能3項目のうち2項目のいずれかに該当し、理学的所見、血液検査の結果を踏まえて担当医が判定する。
③ 該当者は運動器の機能向上、栄養改善、口腔機能の向上、閉じこもりやうつ予防などの介護プログラムを実施する[2]（図2-6）。

（3）現場からの報告

症例1　2度の脳出血で両上下肢まひの90歳土建業会長　要介護4：介護療養型病床に6年間入院　ほぼ毎日室内介助歩行する。インターネットで毎週火曜日NHK歌謡番組の出演者を調べ教えると、普段笑顔を見せたことがない人がニコッとする（入院している高齢者の楽しみはささやかなことである）。

症例2　居住部門（軽費老人ホーム）に入所している子宮ガンの女性患者（76

表2-8 基本チェックリスト[1]

記入日［平成　　年　　月　　日］

フリガナ
氏　名（　　　　　　　　　）男・女
　　　　生年月日（明・大・昭　　年　　月　　日）　　　歳

No.	質問項目	回答（いずれかに○をお付け下さい）	
1	バスや電車で1人で外出していますか	0.はい	1.いいえ
2	日用品の買物をしていますか	0.はい	1.いいえ
3	預貯金の出し入れをしていますか	0.はい	1.いいえ
4	友人の家を訪ねていますか	0.はい	1.いいえ
5	家族や友人の相談にのっていますか	0.はい	1.いいえ
6	階段を手すりや壁をつたわらずに昇っていますか	0.はい	1.いいえ
7	椅子に座った状態から何もつかまらずに立ち上がっていますか	0.はい	1.いいえ
8	15分位続けて歩いていますか	0.はい	1.いいえ
9	この1年間に転んだことがありますか	1.はい	0.いいえ
10	転倒に対する不安は大きいですか	1.はい	0.いいえ
11	6か月間で2～3kg以上の体重減少がありましたか	1.はい	0.いいえ
12	身長　　cm、体重　　kg（BMI＝　　）（注）		1.該当
13	半年前に比べて固いものが食べにくくなりましたか	1.はい	0.いいえ
14	お茶や汁物等でむせることがありますか	1.はい	0.いいえ
15	口の渇きが気になりますか	1.はい	0.いいえ
16	週に1回以上は外出していますか	0.はい	1.いいえ
17	昨年と比べて外出の回数が減ってますか	1.はい	0.いいえ
18	周りの人から「いつも同じ事を聞く」などの物忘れがあると言われますか	1.はい	0.いいえ
19	自分で電話番号を調べて、電話をかけることをしていますか	0.はい	1.いいえ
20	今日が何月何日かわからない時がありますか	1.はい	0.いいえ
21	（ここ2週間）毎日の生活に充実感がない	1.はい	0.いいえ
22	（ここ2週間）これまで楽しんでやれていたことが楽しめなくなった	1.はい	0.いいえ
23	（ここ2週間）以前は楽にできていたことが今ではおっくうに感じられる	1.はい	0.いいえ
24	（ここ2週間）自分が役に立つ人間だと思えない	1.はい	0.いいえ
25	（ここ2週間）わけもなく疲れたような感じがする	1.はい	0.いいえ

項目6～10：運動器の機能向上
項目11～12：栄養改善（12はBMIより）
項目13～15：口腔機能の向上
項目16～17：閉じこもり予防・支援
項目18～20：認知症予防・支援
項目21～25：うつ予防・支援

第2章　高齢者障害の評価　53

図2-6　介護予防事業の流れ[2]

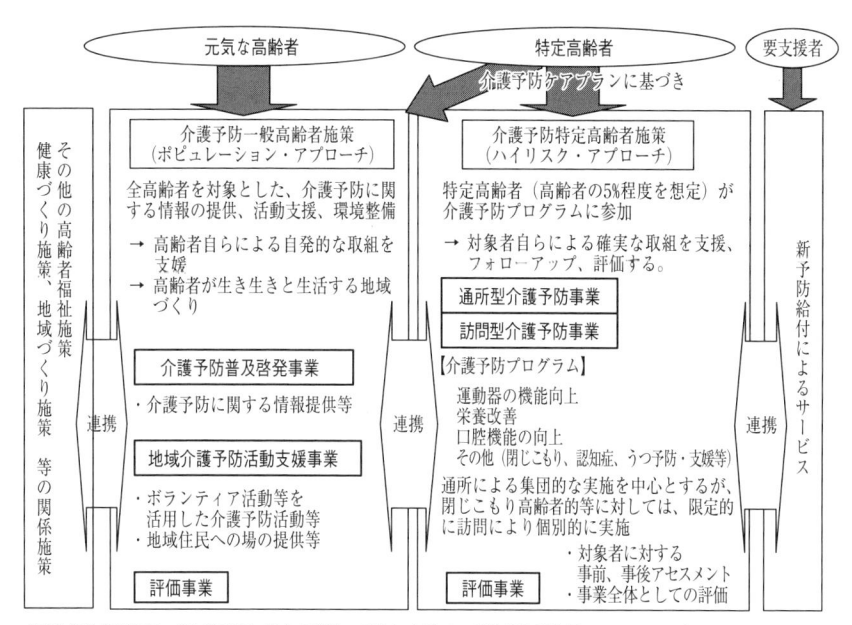

（厚生労働省老健局，「介護予防に関する事業の実施に向けての実務者会議資料、2005.10.27.」）

歳）要介護3：リハビリテーションでは物療のみ（第5腰椎に転移したため）。親戚に電話をするのが生きがいで1日何回も車椅子を自走して公衆電話まで行く（身体活動量向上）。

症例3　93歳の特定高齢者が通所型介護予防事業所で「運動器の機能向上」のためにスクワット100回をさせられる。それ以降事業所には行かなくなった。特定高齢者であれ要介護者であれ、「運動器の機能向上」至上主義ではハイリスクアプローチは失敗する恐れがある。

文　献

1) 鈴木隆雄：介護予防のための生活機能評価に関するマニュアル、東京都老人総合研究所　2005
2) 厚生労働省老健局：介護予防に関する事業の実態に向けての実務者会議資料、2005

第4節　運動能力について

〈ポイント〉高齢者の自立した生活機能・身体活動を支える意味で運動能力は重要である。本節では、体力調査で得られた結果を紹介し、高齢者の運動能力の意義について考える。

（1）体力とは

運動能力とは、幅広いカテゴリー要素からなる体力の行動体力の部分からなり（図2-7）[1]、筋力、柔軟性、平衡性、持久力、歩行能力などの要素からなる。運動能力は加齢とともに低下し、若者は5つの要素がばらばらであるが、高齢者では互いに関連性が強くなり、特に平衡性の低下が著しい（図2-8）[2]。

（2）バッテリーテストによる高齢者の体力の特徴

木村ら[3]は、高齢者にとって安全で、方法が簡便で、場所を選ばない6項目から成る高齢者向けのバッテリーテストを作成した（図2-9）。このバッテリーテストを用いて一般住民を対象に1000名のデータから高齢者の体力の特徴を検討した。

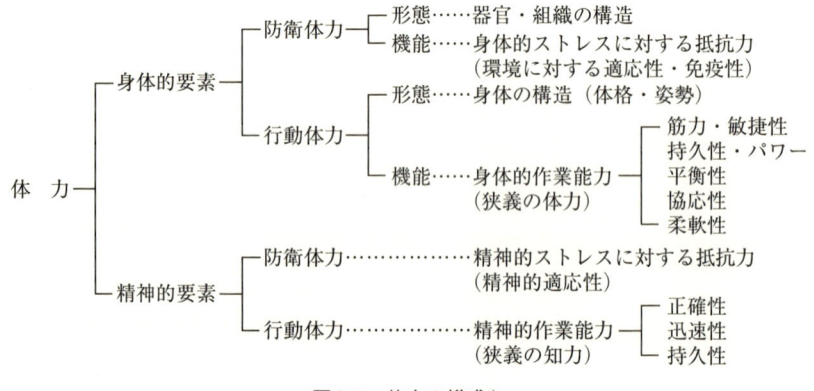

図2-7　体力の構成[1]

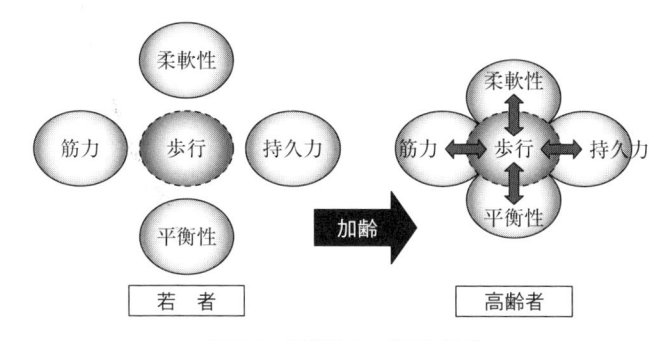

図2-8 運動能力の構成要素[2]

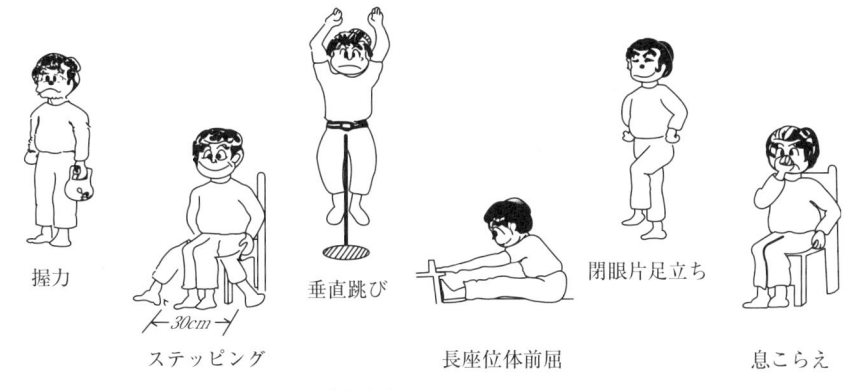

図2-9 高齢者向けのバッテリーテスト[3]

　それによると体力の加齢変化は、握力、ステッピング、体前屈は60歳前半においてピーク時の70%、80歳代で50%を維持しているが、閉眼片足立ちでは、60歳前半にすでにピーク時の20%、80歳前半には男性で5.9%、女性で9.4%を維持しているに過ぎない（図2-10）。

　次に木村ら[4]は、体力調査をはじめて10年目に、すべてのデータの揃っている男性12名、女性52名について、この間の体力推移を縦断的に観察した（図2-11）。先の横断的なデータ（図2-10）と比較すると、75歳～80歳以上で体力低下が加速していたが、敏捷性（ステッピング）や柔軟性（長座体前屈）においては、加齢に伴う変化は認められなかった。この対象者には、特別体力が優れている者やスポーツを行っている者は含まれず、体操や散歩を日課にしていた

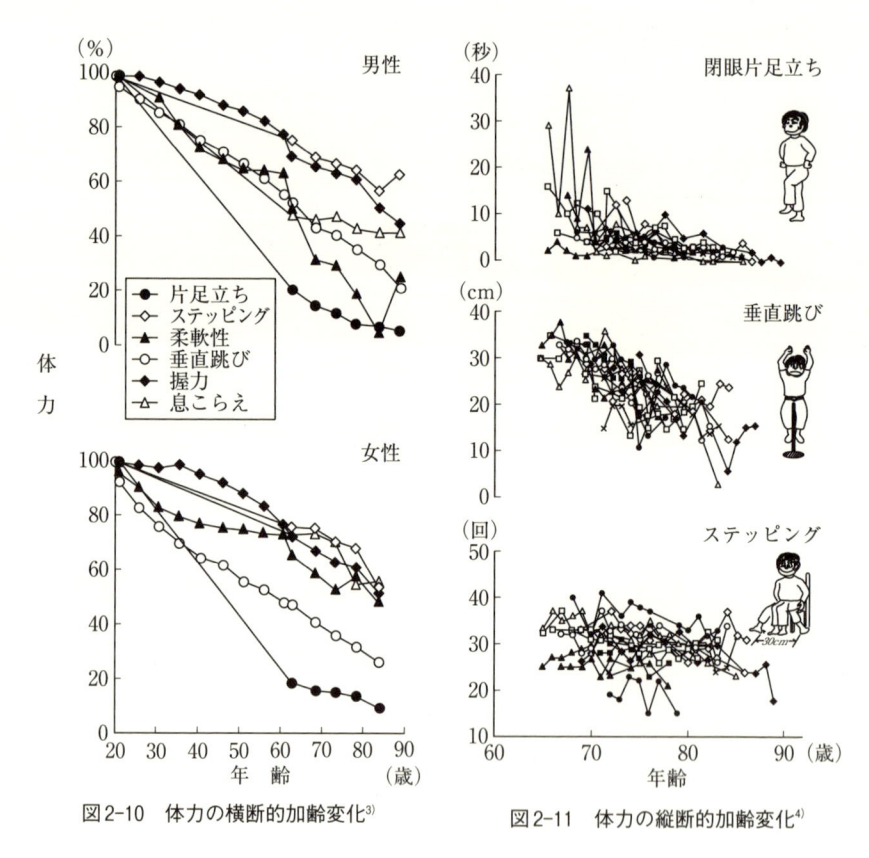

図2-10　体力の横断的加齢変化[3]

図2-11　体力の縦断的加齢変化[4]

(図2-12)[5]。これらの結果から、軽い運動習慣を持つような健康生活への努力が、加齢に伴う体力の低下を防いでいることが示唆された。

(3) 運動能力と健康寿命の関連[9]

1) 目　的
高齢者の運動能力が、3年後の日常生活活動における自立、非自立状態をどの程度予測できるかを検討すること。

2) 方　法
2000年、鹿児島県K町に居住する60歳以上90歳未満の在宅高齢者386人を対象に握力、長座体前屈、閉眼片足立ち、10m最大歩行速度（以下、最大歩行

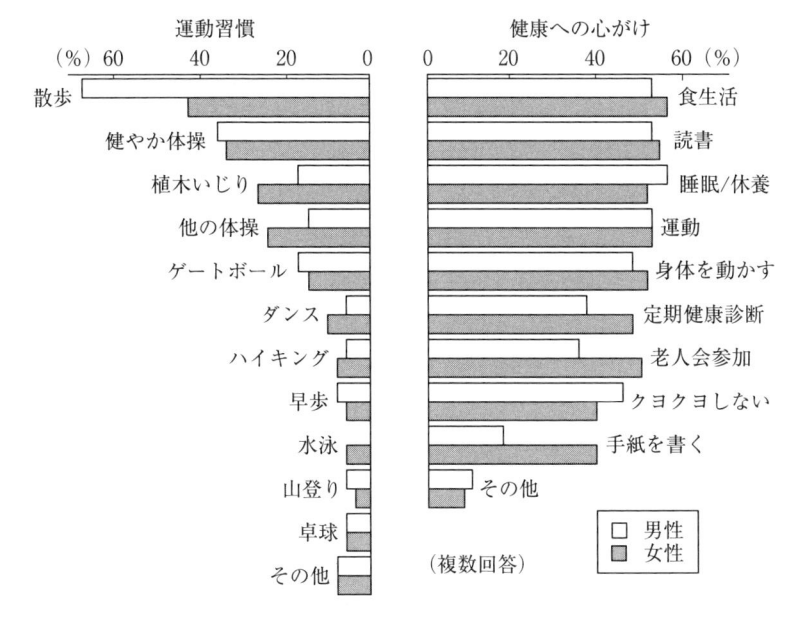

図2-12 高齢者の生活習慣[5]

速度)の4項目の運動能力を測定した。2003年、追加調査の面接で対象者全員に3年間のうち日常生活が自立している者、低下している者の2群に分け、ベースライン時の運動能力との関係を調査した。

握力はスメドレー式握力計(松宮医科精器製SPR_651)を用い、左右1回ずつ測定しいずれか高い方を測定値とした。柔軟性は長座体前屈計(竹井機器工業社製シット・アンド・リーチ T. K. K. 5111)を用いて体前屈時の上肢指尖から足底までの距離を測定した。閉眼片足立ちは、片足で眼を閉じた時点から非軸足が床に着いた時点までの時間を市販のストップ・ウォッチで計測した。左右1回ずつ測定し、いずれか長い方を測定値とした。最大歩行速度は16mの歩行路をできるだけ速く歩くように指示したときの中間10mに要した時間から算出した。最大歩行は2回繰り返し、いずれか速い方を測定値とした。

3) 分 析

運動能力測定項目に対して、年代別の加齢変化を調べる目的で年齢3水準を要因とする一元配置分散分析を用いた。PosthocテストにはFisher's PLSD法を

用いた。3年後の追跡調査により、日常生活自立度を自立群、非自立群の2群に分け、その2群間の運動能力の差を調べる目的で Student t-test を用いて比較した。自立率と年代別の差を調べる目的で Logrank 検定を行い、各年代における自立率と生存期間の平均値と標準偏差を男女別にして示した。生存期間と自立率の算出は、年代に分けた群のそれぞれにおいて、Kaplan-Meier 法により行った。3年後の追跡調査において、日常生活の自立は、日常生活自立度判定基準でランクJに該当するものを自立群とし、ランクA、B、C、死亡に該当するものを非自立群と定義した。イベントの発生は非自立群とした。非自立状態のハザード比を算出するために、各運動能力のデータを3区分にカテゴリー化（10％、50％、90％のパーセンタイル）し、それぞれの平均値を男女別にして示した。初期測定時の運動能力が、3年後の日常生活活動における非自立状態を予測する目的に、イベントの発生を従属変数におき、性、年齢、運動能力測定項目を独立変数においた Cox 比例ハザードモデルを用いた。その際、運動能力測定項目は3区分にカテゴリー化し、上位10％水準に対する下位10％〜中位50％水準の各ハザード比とその95％信頼区間を算出した。統計学上の有意水準はいずれも5％未満とし、解析には StatView5.0（Windows 版）を用いた。

4）結　果

　各年代（60歳代、70歳代、80歳代）における全運動能力測定項目の平均値と標準偏差を男女別にして示した結果、各年代における運動能力測定項目の関連では、男女共すべて運動能力は、年代が上がるにつれて減少し、男性は、すべての項目で60歳代と80歳代で有意差が認められた。女性では、握力、最大歩行速度で全年代と有意差が認められた（表2-9）。

　自立度と運動能力測定項目の比較では、男性は、すべての項目で有意差が認められた。女性では、握力以外の項目で有意差が認められた（表2-10）。

　各年代と自立率の検定では、男女共、年代が上がるにつれて自立率は減少し、有意差が認められた（表2-11）。

　ベースライン時の運動能力とその後3年間の非自立状態との関連では、上位10％の各運動能力水準を1とした場合、男女共、すべての運動能力で水準が低いほどハザード比が高く、非自立状態が生じやすいことを示している。また男女共に運動能力水準別のハザード比の間に最も差があったのは握力で、次に最大歩行

表 2-9 年代別の運動能力平均値

	年代別			ANOVA Fisher's PLSD
	I 60代	II 70代	III 80代	
握力（kg）	37 ± 7.5 21.7 ± 4.9	27.7 ± 6.7 17 ± 4.9	26.2 ± 7.4 13.2 ± 5	***I,II ***I,III ***I,II ***I,III ***II,III
長座体前屈（cm）	7.3 ± 9.1 14 ± 6.8	3.8 ± 11.7 11.8 ± 7.2	1.9 ± 9.9 6.3 ± 7.7	*I,III ***I,III ***II,III
閉眼片足立ち（秒）	8.1 ± 6.2 8.3 ± 9.6	6 ± 8.5 3.4 ± 2.8	3.8 ± 3.2 1.8 ± 1.6	*I,III ***I,II ***I,III
最大歩行速度（m/mim）	122.3 ± 23.8 113.1 ± 19.6	108.2 ± 28.7 97.2 ± 18.6	98.5 ± 20 74.6 ± 24	*I,II *I,III ***I,II ***I,III ***II,III

AVE ± SD：上段男性、下段女性
　年代別：男性　I 60代（n = 42）、II 70代（n = 48）、III 80代（n = 23）
　　　　　女性　I 60代（n = 66）、II 70代（n = 80）、III 80代（n = 64）
　自由度：年代（2）
　ANOVA：*$p < 0.05$、**$p < 0.01$、***$p < 0.001$

表 2-10　自立群と非自立群の運動能力

	自立群	非自立群	
握力（kg）	32.2 ± 8.3 18.5 ± 5.8	23.4 ± 5.7 13.4 ± 4.7	***
長座体前屈（cm）	5.5 ± 10.2 11.8 ± 6.9	0.6 ± 12.1 7.4 ± 9.9	 **
閉眼片足立ち（秒）	6.8 ± 7.4 5.2 ± 6.9	3.8 ± 3.5 2.1 ± 2.2	** ***
最大歩行速度（m/min）	115.2 ± 26.3 101.1 ± 21	90.5 ± 18.9 75.7 ± 30	** ***

AVE ± SD：上段男性、下段女性
　男性：自立群（n = 96）　非自立群（n = 17）
　女性：自立群（n = 162）　非自立群（n = 48）
　t 検定：*$p < 0.05$、**$p < 0.01$、***$p < 0.001$

表 2-11　自立群の割合と生存期間

	60代	70代	80代	
自立率（%）	92.8 97.0	89.6 85.0	60.9 46.9	** **
生存期間（日）	1071.4 1080.8	1065.0 1080.7	1034.0 1035.7	

　上段：男性　60代（n = 42）、70代（n = 48）、80代（n = 23）
　下段：女性　60代（n = 66）、70代（n = 80）、80代（n = 64）
　Logrank 検定：*$p < 0.05$、**$p < 0.01$、***$p < 0.001$

速度であった。これは男性において、握力が初期測定時21kg以下の者が、42kg以上の者と比べ非自立状態の危険率が17.8倍であり、最大歩行速度が初期測定時78.3m/min以下の者が、146.3m/min以上の者と比べ非自立状態の危険率が10.1倍であることを意味する。同様に女性では、握力における非自立状態の危険率が5.9倍、最大歩行速度における非自立状態の危険率が5.8倍であった（表2-12）。

表2-12 握力と最大歩行速度のハザード比

握力（kg）	水準	ハザード比（95%信頼区間）
男性	－21 30－ 42－	17.8（3.45～91.90） 6.5（1.41～29.43） 1.0
女性	－9 17－ 25－	5.9（234～14.86） 4.8（2.30～10.20） 1.0
最大歩行速度（m/mim）	水準	ハザード比（95%信頼区間）
男性	－78.3 110.7－ 148.3－	10.1（1.84～55.12） 7.7（1.70～34.60） 1.0
女性	－60.5 95.5－ 127.7－	5.8（2.77～12.00） 2.0（0.97～3.96） 1.0

*運動能力測定項目は3区分にカテゴリー化し、上位10%水準に対する下位10%～中位50%水準の各ハザード比とその95%信頼区間を算出した

5) 考 察

本研究の結果、高齢者の運動能力を構成する握力、長座体前屈、閉眼片足立ち、最大歩行速度のなかで非自立状態の発生を予測する上で握力と最大歩行速度が有用であることがわかった。

地域高齢者を対象とした研究[6]では握力のハザード比が下位25%水準のものは上位25%水準のものに比べると2.4倍、同様に最大歩行速度が4.3倍であった。本研究は握力や最大歩行速度の両方ともこれを上回るものであり、この点においても優れた尺度であると判断される。石崎ら[7]は握力が弱いことが基本的ADL

や手段的 ADL の自立度低下の危険因子であることから健康状態の指標として握力測定は有益であると報告し、新開ら[6]は歩行速度が遅い高齢者は、将来閉じこもり老人となりやすいことを指摘している。本研究を含めいずれもが握力や歩行速度は高齢者の将来の健康関連事象（日常生活自立度低下、閉じこもり）を予測する上で有用であることを示している。

一般に、運動能力は年齢に伴って変化することが知られている。木村ら[8]の高齢者における体力測定の試みでは、男女とも年齢に伴って成績が低下する傾向が認められ、平衡性、瞬発性、筋力、持久性は男女とも年齢と有意な負の相関を示した。本研究でも男女とも運動能力はすべて年齢と有意な負の相関を示し、年代間で有意差が認められたことから、運動能力の加齢現象が60歳以上でも進行することを確認したと言える。

本研究の成果を踏まえ、高齢期の非自立状態の発生を予防する上で目標とすべき運動能力水準を分析した。中位50％の水準に握力を見ると男性では30kg、女性では17kg、同様に最大歩行速度では男性で110.7m/min、女性で95.5m/minであった。新開ら[14]は基本的 ADL 低下を防止する上で高齢者の目標とすべき体力水準を提案した。握力では男性で25kg、女性で15kg以上、最大歩行速度では男性で95.1m/min、女性で91.8m/min以上あれば自立した生活を送ることができると指摘している。これらのことから本研究の体力水準で3区分にカテゴリー化した中位50％の水準位はほぼ妥当ではないかと考えられる。

本研究の3年後の非自立状態から、男女ともに第1に握力、第2に最大歩行速度、第3に閉眼片足立ち、第4に長座体前屈の順で3年後の自立度を予測した。

文 献

1) 青木純一郎他：日常生活に生かす運動処方、59-60、杏林書院、2000
2) 青柳幸利：歩く速さで体力や健康がわかる、東京都老人総合研究所、2000
3) 木村みさか他：体力診断バッテリーテストからみた高齢者の体力測定値の分布および年齢との関連、体力科学 38、175-185、1990
4) kimura M.et al, Ten-year longitudinal evaluation of physical fitness in the elderly. In adapted physical activity (Health and Fitness)：eds by K Yabe, Kusano and Nakata. 239-242, 1994
5) 岡山寧子他：健康づくり事業に参加する高齢者の健康状態および生活習慣の特徴（「すこや

か体操教室」に継続的に参加している高齢者の場合)、京都府立医科大学技術短期大学紀要3、67-73、1994
6) 新開省二：地域在宅高齢者の「要介護」予防をめざした目標体力水準設定、中年からの老化予防に関する医学的研究、東京都老人総合研究所、151-157、2000
7) 石崎達郎：地域在宅高齢者の健康寿命を延長するために、中年からの老化予防に関する医学的研究、東京都老人総合研究所、94-103、2000
8) 木村みさか・新井多聞他：高齢者を対象にした体力測定の試み、日本公衆衛生雑誌34、33-40、1987
9) 宮原洋八他：地域高齢者における運動能力と健康寿命の関連について、理学療法31 (3)、155-159、2004

第5節　生活機能について

〈ポイント〉高齢者が地域で自立した生活や活動能力を評価する尺度として老研式活動能力指標[1]がある (表2-13)。本節では、生活機能の階層構造を理解し、活動能力を向上するための方策を考える。

表2-13　老研式活動能力指標[1]

手段的自立	1	バスや電車を使って1人で外出できますか
	2	日用品の買い物ができますか
	3	自分で食事の用意ができますか
	4	請求書の支払いができますか
	5	銀行貯金・郵便貯金の出し入れが自分でできますか
知的能動性	6	年金などの書類が書けますか
	7	新聞を読んでいますか
	8	本や雑誌を読んでいますか
	9	健康についての記事や番組に関心がありますか
社会的役割	10	友だちの家を訪ねることがありますか
	11	家族や友だちの相談にのることがありますか
	12	病人を見舞うことがありますか
	13	若い人に自分から話しかけることがありますか

注：各項目の「はい」が1点、「いいえ」を0点とし、13点満点として生活での自立を評価する。

（1） 生活機能の重要性

　高齢者の健康を規定する要因は単に疾病のみならず、生活機能の低下や日常生活の障害が大きな影響を与える。疾病の重症化と生活機能の変化との間には、一定の関係が認められている。疾病が最初に影響を与えるのは職業活動で、疾病の重症化に社会参加、手段的 ADL、基本的 ADL の順序で影響の範囲が拡大する。運動器疾患では、機能障害が重ければ ADL の自立度が低下し生活の障害程度も重くなる。高齢者の社会参加が減少すると家への閉じこもりとなり、寝たきり状態に近づく、社会参加の減少と死亡率との間には有意な関係があること、ADL における機能低下には順序性があることなどが報告されている（図 2-13[2]）。

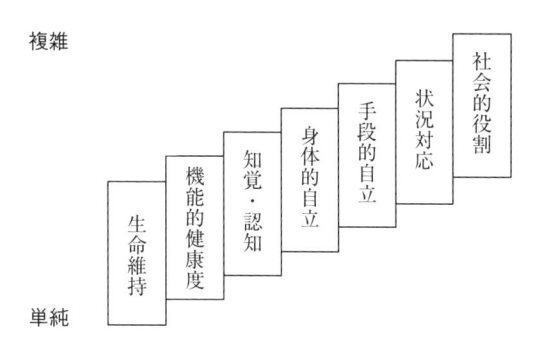

図 2-13　高齢者能力の7段階モデル[2]

（2） ICF の概念に基づいた脳卒中片麻痺の捉え方

　ICF（国際生活機能分類、2001 年）の基本概念で片麻痺の捉え方を表した[3]（図 2-14）。従来の評価では、片麻痺による機能制限、活動制限などのマイナス面を抽出していたが、ICF の概念では「心身機能・構造」「活動」「参加」のなかでプラス面を抽出する。

（3） 要介護度と生活機能[4]

　要介護高齢者 128 人（男性 45 人、女性 83 人、年齢 82.6 ± 7.0 歳）を対象に、運動能力、生活機能を調査し、要介護との関連について検討した。要介護度別に握力、膝伸展力、最大歩行速度、老研式指標の平均値と標準偏差を示した結果、握力、膝伸展力、最大歩行速度は要介護度 2 が要介護度 1 より少し上回ったがそ

```
         ┌─────────────────┐
         │ 健康状態 #脳梗塞 │
         │       #糖尿病    │
         └─────────────────┘
```

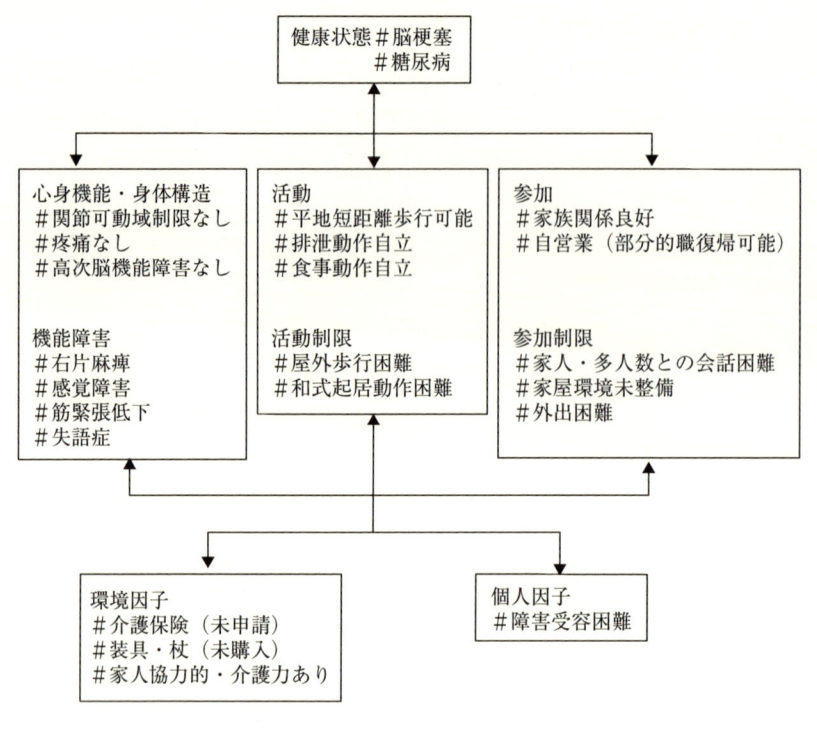

```
┌──────────────────┐  ┌──────────────────┐  ┌──────────────────────┐
│ 心身機能・身体構造│  │ 活動              │  │ 参加                 │
│ #関節可動域制限なし│  │ #平地短距離歩行可能│  │ #家族関係良好        │
│ #疼痛なし         │  │ #排泄動作自立     │  │ #自営業（部分的職復帰可能）│
│ #高次脳機能障害なし│  │ #食事動作自立     │  │                      │
│                   │  │                   │  │                      │
│ 機能障害          │  │ 活動制限          │  │ 参加制限             │
│ #右片麻痺         │  │ #屋外歩行困難     │  │ #家人・多人数との会話困難│
│ #感覚障害         │  │ #和式起居動作困難 │  │ #家屋環境未整備      │
│ #筋緊張低下       │  │                   │  │ #外出困難            │
│ #失語症           │  │                   │  │                      │
└──────────────────┘  └──────────────────┘  └──────────────────────┘
```

```
      ┌────────────────────┐      ┌──────────────┐
      │ 環境因子           │      │ 個人因子     │
      │ #介護保険（未申請）│      │ #障害受容困難│
      │ #装具・杖（未購入）│      │              │
      │ #家人協力的・介護力あり│  │              │
      └────────────────────┘      └──────────────┘
```

図2-14　ICFの概念で片麻痺を捉えた表[3]

れ以外は要介護状態の増加に従って減少していった。さらに要介護状態と各測定項目の相関係数を見ると、すべての項目で有意な負の相関があった（$P<0.001$）（表2-14）。

　運動能力と生活機能は要介護状態と有意な負の相関があったことから、要介護状態が重度になるほど運動能力と生活機能は低下していくことが確認された。また要介護状態の決定因として生活機能と歩行が採用された。これらから要介護状態の改善にも運動能力、生活機能を低下させないことが重要であることが示唆された。

（4）生活機能の縦断変化[5]

　85～91歳の地域高齢者42人を対象に、運動能力の5年間の加齢による低下を縦断的手法で確認した。その結果、握力、膝伸展力、最大歩行速度、老研式指

表2-14 要介護度別にみた運転能力と生活機能

	要支援	要介護1	要介護2	要介護3	要介護4	要介護5	要介護度との相関
n	33	53	12	17	8	5	
握力（kg）	13.6±7.5	10.3±5.9	11.5±5.0	9.0±7.1	4.7±5.2	1.4±1.7	r=−0.25**
膝伸展力（kg）	12.1±4.0	9.6±3.5	11.8±3.3	8.1±3.1	5.0±3.3	2.5±2.9	r=−0.32**
最大歩行速度（m/min）	66.9±22.6	49.0±22.1	49.9±25.5	32.0±17.8	17.2±11.9	0±0	r=−0.48**
老研式指標（点）	9.2±2.5	6.3±3.3	4.3±2.7	3.5±2.6	1.5±1.2	0.2±0.4	r=−0.56**

平均±標準偏差、**p＜0.001、***p＜0.0001

標において有意な測定年度間の主効果が認められた。各測定項目の縦断的変化量をみるために、同一個人内における5年間の変化を相対的変化率として算出した結果、最も著しい減少は握力（−44.7%）、次いで老研式指標（−33.8%）であった（表2-15）。杉浦らは、男女510名（65歳～89歳）を対象に、初年度と4年後の歩行速度の変化率を調べた。その結果男性は−8.43%、女性−9.76%の減少があったと報告している。本研究の歩行速度の変化率は、杉浦[26]らと比べ約3倍の減少があった。芳賀らが秋田県南外村で65歳以上の女性244人を対象に10年間の生活機能得点の縦断調査をした結果、−20%減少し5年間で1点低下する

表2-15 各測定値の縦断変化

	N		平均±標準偏差	変化率±標準偏差	ANOVA
握力（kg）	42	1999年	12.6±5.0		1999年＞2004年**
	42	2004年	6.3±2.6	−44.7±19.6	
膝伸展力（kg）	42	1999年	9.1±3.7		1999年＞2004年**
	42	2004年	6.8±3.5	−24.3±26.8	
最大歩行速度（m/min）	42	1999年	68.3±22.4		1999年＞2004年**
	42	2004年	47.5±16.0	−27.0±24.2	
老研式指標（点）	42	1999年	9.5±2.6		1999年＞2004年**
	42	2004年	6.2±2.3	−33.8±3.1	

変化率＝((2004年−1999年)／(1999年))×100
**p＜0.001

と報告している。本研究の生活機能得点の変化率は、芳賀らと比べ約1.6倍の減少があった。これらから85歳以上の高齢者の歩行・生活機能は急速に老化することが示唆された。したがって超高齢期においても生活機能を維持し、できるだけ自立した生活を延ばすためには、運動などの生活習慣を身につけ生涯を通じた健康づくりが重要であると考えられる。

文献
1) 古谷野 亘他:地域老人における活動能力の測定、日本公衛誌34、109-114、1987
2) Lawton MP, Assessing the competence of older people. in Research Planning and Action for the Elderly (Kent DP, Kastenbaum R, Sherwood S eds). Power and potential of social science. Behavioral Publ. New York, 1972
3) 国際障害分類の仮訳作成のための検討会:国際障害分類改訂版 (ICF)—生活機能・障害・健康の国際分類—、厚生労働省、2001
4) 宮原洋八他:要介護高齢者と運動能力、生活機能の関連、体育の科学57 (1)、75-78、2007
5) 宮原洋八他:地域在住高齢者の運動能力と生活機能、理学療法科学20 (4)、329-333、2005

第6節 ライフスタイルについて

〈ポイント〉がん、糖尿病、脳血管障害、心臓病などは生活習慣病と総称され、個々人のライフスタイルが大きくかかわっている。本講では食事や睡眠、運動、ストレス、喫煙・飲酒などが生活習慣病の発症に焦点を当てたライフスタイル尺度と高齢者の健康を身体、心理、社会の3側面から検討したライフスタイル尺度の2種類を紹介する。

(1) 生活習慣病の発症に焦点を当てたライフスタイル尺度

1960年代にアメリカ合衆国カリフォルニア州アラメダ郡でライフスタイルと健康との関連を調査しようとしたブレスローらの研究グループは、ライフスタイルに関連して、当時の知見に基づいた次の7項目の質問を、調査表に組み込んだ(表2-16)[1]。

ブレスローらはさまざまな生活習慣を調査し、ライフスタイルと身体的な健

康度（障害の程度、慢性疾患の有無など）との相関を調べた結果、①適正な睡眠時間（7〜8時間）をとる②喫煙をしない③適正体重を維持する——など7項目が健康度と強く関連していることを明らかにした。これら7つの習慣のうち、いくつ実行しているかを基準にグループ分けをすると、興味深い結果が得られた。健康度は加齢とともに悪化するが、7つの健康習慣のほとん

表2-16　7つの健康習慣[1]

①タバコは吸わない
②定期的に運動する
③飲酒は適度か、しない
④1日7〜8時間睡眠を守る
⑤適正体重を保つ
⑥朝食を食べる
⑦間食をしない

どを守っている人は、同年齢の守っていない人に比べ、極めて高い健康度を維持していることが明らかになった。例えば、良い習慣を2項目しか守っていないグループは、30歳前後で「健康破たん」（健康度が平均以下に低下）が進む。一方、7つのすべてを守っている集団は60歳前後になるまで健康破たんは起こらない。つまり、良い健康習慣を守っている人は悪い健康習慣の人に比べて、加齢の進行が極めて遅いと解釈できる。

　しかし、調査対象となった米国カリフォルニア州と日本では、文化的背景や生活様式が大きく異なる。そこで、森本ら[2]は日本人を対象とした、生活習慣と健康度にかかわる実証的研究に取り組み、独自の健康尺度（指標）を提案した。

　ある事業所の勤労者2万人を10年にわたり追跡調査し、毎年の定期健康診断時に質問票で、生活の規則性や労働時間、食事、喫煙・飲酒習慣、睡眠といった日常の生活習慣を聞いた。また、定期健診でのさまざまな検査（尿検査、血圧、血液検査、心電図、胸部レントゲン検査）などから身体的健康度（生活習慣病発症リスク）を評価した。

　その結果、図2-15に示した8つの健康習慣（運動量、喫煙習慣、飲酒習慣、睡眠時間など）が健康度と強い関連性を示すことが分かり、これを「森本の8つの健康習慣」と名付けて提案した。8つの項目のうち、良い健康習慣を取っている数を調べ、これを「健康習慣指数」（Health Practice Index：HPI）として指数化すると、ライフスタイルを総合的に評価でる。守っている項目が0〜4ならライフスタイルは「不良」、5〜6なら「中庸」、7〜8なら「良好」と分類する。ライフスタイルが「不良」「中庸」「良好」の3つのグループの健康度が加齢とともにどのように変わるかを調べると、不良や中庸のグループは年齢が

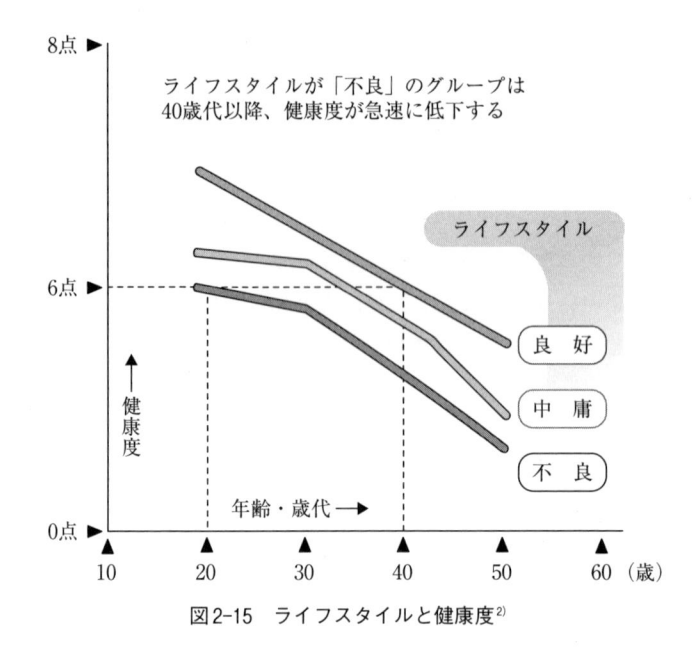

8点 ライフスタイルが「不良」のグループは
40歳代以降、健康度が急速に低下する

ライフスタイル

良 好
中 庸
不 良

健康度

年齢・歳代 →

0点
10　20　30　40　50　60（歳）

図2-15　ライフスタイルと健康度[2]

高くなると急速に健康度が低下し、良好なグループとの差が大きくなる（グラフ）。不健康なライフスタイルの悪影響が40〜50歳代以降に強く出ることを意味する。

（2）高齢者の健康を身体、心理、社会の3側面から検討したライフスタイル尺度

　これまで健康的なライフスタイルに関する研究は、主に中年期の生活習慣病の予防に焦点を当てたものであったが、その後、高齢者のライフスタイルと疾病予防との関連についても確認されている。Carroll[3]らによるライフスタイルの改善が高齢慢性疾患患者のリスクを減ずることに効果的であったとする報告や、Kaplan[4]らによる健康的なライフスタイルを有する高齢者はその後の生命予後が良好であったとする報告などはその一例である。しかし、近年、高齢者の健康は、単に病気の予防にとどまらず、生活機能の維持や主観的健康感あるいは社会参加などの広がりをみせている。その意味でこれまでの疾病予防を中心としたライフスタイルに関する研究の成果を高齢期の人びとにそのまま当てはめることに

は無理がある。今後、高齢社会での健康増進活動において介入し、手法を開発していくためには、芳賀[5]は、高齢期の健康を「自立生活を保障する活動能力や健康感・幸福感などの精神的自立」と定義し、このような健康の維持・向上に寄与すると思われるライフスタイルを身体（健康増進のための行動）、心理（心の安寧をもたらす行動）、社会（社会参加に関する行動）の3側面から幅広くとらえ検討していくことが重要であると指摘している。

（3）ライフスタイルを調査した研究[6)～9)]

1）目 的
地域高齢者を対象に自立度と運動能力、生活機能、ライフスタイルの関連を調査し、高齢者の健康維持・増進活動に対する介入研究の基礎資料とすること。

2）対 象
2005～2007年、K県K町の健診に参加した60～90歳の高齢者221～223名

3）方 法
調査項目は、性、年齢、家族構成、身体的状況、主観的健康感、ライフスタイル22項目（宮原改変表2-17）、老研式活動能力指標。

測定項目では身長、体重、Body Mass Index（BMI）、握力、膝伸展力、最大歩行速度。

4）結 果
ライフスタイル良好群は、不良好群に比較して運動能力、生活機能の成績が高かった（表2-18）。主観的健康感とは、身長、体重、BMI、運動能力、生活機能、ライフスタイルが関連した（表2-19）。2年後の手段的ADLが自立していた群は、社会的な生活機能とライフスタイルが関連した（表2-20）。

5）結 論
ライフスタイルは運動能力や生活機能に規定されているとともにライフスタイルの改善が運動能力、生活機能、身体的状況の低下を予防し、高齢者の健康維持・増進活動の促進につながることを示唆している。

表2-17 ライフスタイル項目質問項目と通過率[6]

(n=211)

			通過率（％）
1	行事（浜下れ、八月踊り、種おろしなど）はかかさず行きますか	社会的因子	75
2	美化活動（河川、浜）に参加していますか		63
3	集落内の世話役を何かしていますか		41
4	趣味がありますか		64
5	ボランティアに参加しますか		51
6	近所づきあいをしますか		84
7	老人クラブに参加しますか		75
8	仕事（家事、はたおり、畑など）をしていますか		73
9	墓参りにはかかさずいきますか	心理的因子	71
10	くよくよしないようにしていますか		72
11	何か挑戦することがありますか		49
12	明るく考えるようにしていますか		83
13	夢や目標がありますか		50
14	いらいらしないようにしていますか		70
15	草取りなどの作業をよくしますか	身体的因子	81
16	お茶請けにみそをひかえますか		64
17	散歩や体操をしていますか		79
18	早寝早起きをこころがけていますか		75
19	肉類を食べると脂身をひかえますか		73
20	健康診断を受けていますか		77
21	ゲートボールや他のスポーツをしていますか		43
22	黒砂糖をひかえますか		65

宮原洋八・他（2007）地域高齢者におけるライフスタイルの測定、鹿児島リハ誌、18（1）、1-10

表2-18 ライフスタイル得点の「良好群」と「非良好群」の比較[7]

(n=211)

	良好群	非良好群	
握力（kg）	21.2 ± 8.9	13.8 ± 7.8	**
膝伸展力（kg）	15.5 ± 5.5	12.6 ± 4.5	**
最大歩行速度（m/sec）	1.55 ± 0.3	1.06 ± 0.4	**
生活機能（score）	12.2 ± 1.1	7.1 ± 4.3	**

平均値±標準偏差、**$p<0.01$

表 2-19 主観的健康感を従属変数としたロジスティック回帰分析 [8]

(n = 223)

	EXP	P	
1. 年齢（歳）	1.02	0.450	
2. 身長（cm）	0.57	0.003	**
3. 体重（kg）	2.22	0.005	**
4. BMI（kg/m^2）	0.17	0.004	**
5. 握力（kg）	1.07	0.070	
6. 膝伸展力（kg）	0.92	0.130	
7. 最大歩行速度（m/sec）	0.99	0.420	
8. 生活機能（score）	1.24	0.010	*
9. ライフスタイル（点）	1.18	0.010	*
定数値	1.44	0.008	**

*$p<0.05$、**$p<0.01$、$R^2=0.33$

表 2-20 自立（追跡時）に対するロジスティック回帰分析 [9]

	相対危険度		95%信頼区間	(n=211)
年齢（歳）	0.9		1.01 - 1.13	
知的活動性（点）	1.1		0.57 - 1.48	
社会的役割（点）	1.7	*	0.39 - 0.94	
社会的ライフスタイル（点）	1.4	*	0.54 - 0.95	
心理的ライフスタイル（点）	1.1		0.64 - 1.20	
身体的ライフスタイル（点）	0.9		0.80 - 1.45	

*$p<0.05$、$R^2=0.37$

文 献

1) Belloc NB, Breslow L, Relationship of physical health status and health practices. Preventive Medicine, 1：409-421, 1972
2) 森本 兼曩、予防のカギは8つの健康習慣、http：//kansai-concierge.nikkei.co.jp、2005
3) 芳賀博：高齢者の心身の健康に及ぼすライフスタイルの影響、笹川医学医療研究財団 12 (1)、117-121、1996
4) Caroll J. E, Pollock M. L：Rehabilitation and life-style modification in the elderly, Cardiovascular Clinics, 22：209-227, 1992
5) Kaplan G. A, et al：Mortality among the elderly in the Alameda Country Study; Behavioral and demographic risk factors, Am J public Health, 77：307-312, 1987

6) 宮原洋八他：地域高齢者におけるのライフスタイルの測定。鹿児島リハビリテーション医学研誌 18（1）、7-10、2007
7) 宮原洋八他：地域高齢者のライフスタイルと運動能力、生活機能、社会的属性間との関連、理学療法科学 22（3）、397-402、2007
8) 宮原洋八他：地域高齢者の主観的健康感と運動能力、生活機能、ライフスタイル、社会的属性間との関連、理学療法科学 22（3）、391-396、2007
9) 宮原洋八他：地域高齢者の自立とライフスタイルとの関連、理学療法科学 23（1）、85-89、2008

第7節　理学療法の機能的帰結（functional outcome）について

〈ポイント〉EBM（evidence-based medicine）の概念が導入され理学療法の機能的評価において機能的帰結を決定する指標は、標準化されたものを使用することが重要である。本節では、機能的評価の目的、方法による分類、慢性片麻痺患者の8年間の機能的帰結のケースを紹介する。

（1） EBM

EBMとは、臨床上の疑問に対して、文献から最大の有効性と効率性を追求する医療の1手段であり、「根拠に基づく医療」と訳される。研究デザインの格付け1番は、無作為化比較試験（randomized controlled trial：RCT）のメタ分析（meta-analysis）で、次に、疾患のある一定の時期や段階で集めた患者を追跡するコホート研究や比較試験（controlled trial：CT）などがあり、最後に症例報告が格付けされている。一方、EBMを過大評価すると従来行われた治療法はほとんど科学的根拠の裏づけが乏しいことになる。EBMによっても100%の患者に当てはまるわけでもなく、60〜90%の患者に当てはまるにすぎない。

（2） 機能的評価の目的、方法による分類

機能評価は、所与の時点での患者の機能的状態を客観的に記述したり、継続的な評価により患者の機能的状態の変化を見いだす。例えば前者は、手段的ADL尺度を用いて現在の個人の自立度が分かり、後者では追跡調査することで数年後のoutcomeとして自立度が分かる。

方法により次の分類がある。
① 生理的測定（最大酸素摂取量、筋力）
② パフォーマンステスト（最大歩行時間、Timed up and go test）
③ 評定尺度（バーセル・インデックス、徒手筋力テスト）
④ 自己申告法（質問紙法、インタビュー）NBA（narrative based medicine）にも用いる。

(3) 症例報告「慢性片麻痺患者の9年間の機能的帰結」
1) はじめに
　高齢障害者の理学療法の機能的帰結は、標準化された指標（outcome measures）を使用することが重要であるが、臨床の場では煩雑で利便性に欠ける指標は利用されにくい。中枢神経疾患患者を対象とした運動機能の障害度を測定・評価するにはパフォーマンステストが簡便で絶対評価としても利用しやすい。
　著者は慢性片麻痺患者を9年間にわたりパフォーマンステストも用いて機能的帰結を見てきたので報告する。

2) 症例報告
① 患者プロフィール
　氏名：T.K.、男性60歳、職業：ケーソン（防波堤の水中構造物）工事、
　診断名：脳梗塞、障害名：右肩麻痺、合併症：2型糖尿病
② 発症
　2000年9月4日、通勤で車の運転中に右手の違和感があった。会社に着いてペンを持とうとしたら落としたので、近くの診療所に行った。診察まで2時間以上待たされたが特に問題ないといわれた。昼すぎに、歩行困難となり当院受診し脳梗塞と診断され入院となった。
③ 入院中の経過（2000年9月4日〜11月1日）
　9月5日より理学療法開始、初期評価では、コミュニケーション良好であるが、軽度構音障害あり。Brunnstrom Stageは上肢Ⅰ、下肢Ⅲ、手指Ⅱ。理学療法プログラムは、関節可動域訓練からはじめ、基本動作ができるようになったら理学療法室で自動運動、歩行訓練を行った。退院前は屋外700mまでT

型杖で歩行可能となった。

④ 通院中の経過（2000年11月1日～2009年3月現在）

通院では、自宅から当院まで20分間かけて歩いてきたが、現在は車を運転して来る。

職場復帰は無理であるので、9年間毎日通院し理学療法をすることが日課である。

Brunnstrom Stageは上肢Ⅲ、下肢Ⅴ、手指Ⅳ。理学療法プログラムは、物理療法、自動・抵抗運動を行う。

3）まとめ

本症例の機能的帰結は、入院時では屋外歩行（自宅から診療所まで往復700m）であった。発症して9年も経過するとパフォーマンステスト（表2-21）を用いた機能的状態は、5年以降加齢の影響があり歩行速度、筋力ともに低下してくる。今後は合併症に糖尿病もあることから再発をしないことや家庭における役割（車で親を病院に連れていく）が帰結（結果）となろう。

表2-21 T.Kさんの運動機能経過

	歩行速度 (m/min)	麻痺側握力 (kg)	健側握力 (kg)	麻痺側膝伸展力 (kg)	健側膝伸展力 (kg)	BI (score)
発症1年目	50	0	26	14.3	23.9	80
発症3年目	62	5	37	9.2	26.5	100
発症5年目	57	11	34	9.3	27.8	100
発症8年目	46	6	32	8.1	23.9	100

第3章　目的別リハビリテーション

（1）痛みに対するリハビリテーション
 1）背　景
　加齢になるに従い、関節の痛みや不定愁訴（器質的損失は見当たらないのに頭が痛いなどの症状が現れるもの）が出現する。高齢者の身体機能の低下の原因は、筋力低下以外に痛みも考えられ、健康増進の立場から、痛みに対する対策は重要である。
　著者がK診療所で1998～2005年の間に担当したリハビリテーション患者は、1,113人である。内訳は、腰痛403人、肩関節周囲炎186人、変形性膝関節症157人、頚椎症126人、骨折98人、脳血管障害83人、その他（RA、顔面神経痛、ハブ咬傷）60人であり、腰痛と膝痛の割合は、50％を占める。この出現頻度は、東京都老人総合研究所[1]が実施したA県N村の65歳以上の高齢者の有訴率調査とほぼ同様であった。その中で膝痛は、ADLやうつ傾向に影響を及ぼすことから痛みに対する積極的なリハビリテーションの必要性を示唆している。

 2）痛みの分類
　①侵害受容性疼痛：侵害受容器は全身に張り巡らされ、組織を障害するなどの刺激が加わったときに侵害受容器を介した痛み。この受容器は、特にⅣ群のC線維に大部分を占める。
　神経は中枢神経（脳、脊髄）と末梢神経（中枢神経と受容器や効果器の間）からなり、神経細胞（ニューロン）は神経細胞体、樹状突起、軸索（神経線維）からなる。
　ニューロンは、体性運動ニューロン（遠心性）と体性感覚ニューロン（求心性）に分類し、神経線維を伝達速度によりABC、感覚神経線維をⅠⅡⅢⅣに分類する（表3-1）。

表3-1 神経線維の分類[2]

型	直径（μm）	伝導速度（m/秒）	機　能
筋の求心性神経線維			
Ⅰa	12～20	70～120	筋紡錘からの求心性線維（第一種終末—環状らせん終末）
Ⅰb	12～20	70～120	ゴルジ腱器官からの求心性線維
Ⅱ	6～12	30～70	筋紡錘からの求心性線維（第二種終末—花柄状終末）
Ⅲ	2～6	4～30	圧—感覚の求心性線維
Ⅳ	<2	0.5～2.0	痛覚の求心性線維
皮膚の求心性神経線維			
Aα	12～20	70～120	関節受容器からの求心性線維
Aβ	6～12	30～70	パチニ小体と触覚受容器からの求心性線維
Aδ	2～6	4～30	触覚、温度覚、痛覚の求心性線維
C	<2	0.5～2.0	温度覚、痛覚およびある種の機械的刺激受容器
内的環境の調節系			
求心性神経線維			
A	2～12	4～70	各種の内臓調節の受容器
C	<2	0.2～2.0	
遠心性神経線維			
α	12～20	70～120	α運動ニューロンからの錘外骨格筋支配
γ	2～8	10～50	γ運動ニューロンからの錘内筋支配
B	<3	3～30	節前性内臓神経遠心性線維
C	<1	0.5～2.0	節後性内臓神経遠心性線維

② 神経因性疼痛

　侵害受容器が侵害刺激を受けていないにもかかわらず、末梢、中枢神経系そのものの機能異常による病的な痛み。視床痛や幻視痛がこれにあたる。

③ 心因性

　明らかな身体的原因がなく、心理的な原因に由来。その発生に多くの要因が複雑に関与する。臨床では、後期高齢者に多く見受けられる。

3）痛みの対策

① 低周波療法

　低周波療法の1つにSSP（Silver Spike Point）がある。

　SSP電極をツボに置き低周波通電を行う経皮的ツボ電気刺激（Transcutaneous electrical acupuncture-point stimuration: TEAS）。1976年に大阪医科大学麻酔科教授の兵頭正義らが「刺さない針治療」として開発

した。
　SSP療法の作用機序として図に示す。有名なのがゲートコントロール説で、その説とは、痛みのある場所に刺激をあたえることでAβ神経繊維（体性求心性神経）に大量の情報を送り、細い神経を伝わる痛みの情報を脊髄レベルで阻止する。
　筆者の前職場では年間5,000人の患者を1人で見ていた。SSPのおかげで、患者を同時に診れ、頑固な疼痛も下行性の抑制効果で緩和することができた。
② 温熱療法
　温熱療法の中でポピュラーなのが「ホットパック」であり、これはシリカゲルを厚い袋に入れたものをハイドロコレータで加温して使用する。
　生理的作用として①毛細血管を拡張させ皮膚内の血流を2倍に上昇、②皮膚受容器を興奮させ、体性神経を経由して筋緊張の低下、鎮痛作用をもたらす、③結合組織の弾力性を増すなどがある。使用法はビニールとタオルで被い10～15分間患部に当てる。ホットパック使用時の表面温度は42℃まで達するので知覚障害のある患者には火傷に注意する。
③ 寒冷療法
　寒冷療法では、大規模な装置は必要なく、アイスパックや氷があれば十分に対応できる。ここではクリッカーを紹介する。寒冷療法の生理的作用として①毛細血管の透過性の減少、②痛覚受容器の閾値を上昇させ、鎮痛作用をもたらす、③筋紡錘活動の低下などがある。使用法は氷と塩を混合して金属製ヘッドを患部に当て回しながらすり込む。ヘッドの表面温度は－10℃に冷えるので凍傷に注意する。
④ ベッド型マッサージ器
　ベッド型マッサージ器にウォーターマッサージ療法がある。スクリューノズルにより、水流および水圧振動刺激によりマッサージする。従来のローラー型と比べ、全身を適度な刺激でマッサージするので高齢者や骨粗鬆症の患者にも使用できる。

（2）身体活動を高める運動
1）生体内のエネルギー
① 代謝とは
　人が生きていくためには、食物の栄養をエネルギーに変える必要がある。エネルギーには、動作、体温、神経伝導のための機械的、熱、電気的エネルギーがある。生体内で起こるエネルギーの変換、利用の過程を代謝と呼ぶ。
② ATP（アデノシン3リン酸）
　エネルギーは、細胞内での酸化反応（図3-1）により、ATPを貯蔵物質として貯えられ、必要な時に使われる。

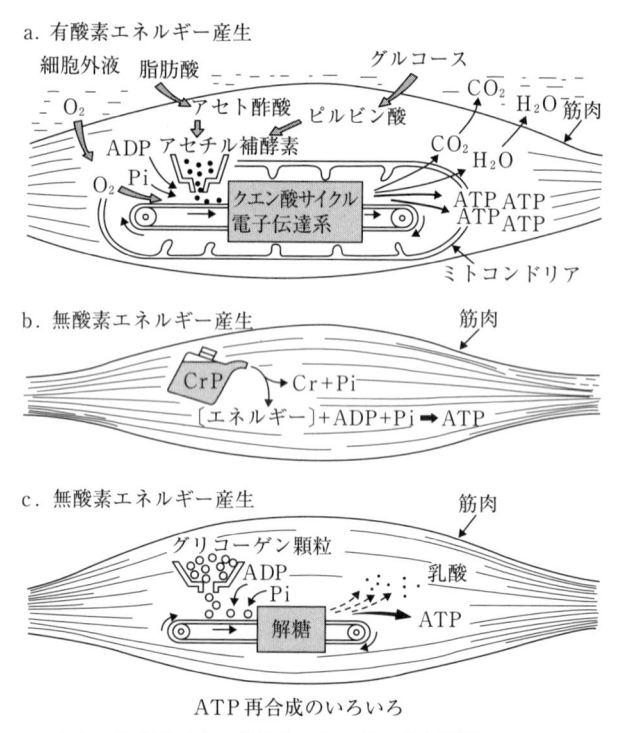

a. 有酸素エネルギー産生

b. 無酸素エネルギー産生

c. 無酸素エネルギー産生

ATP再合成のいろいろ
a. ミトコンドリア内の好気性エネルギー産生機構による大量のATPの再合成
b. クレアチンリン酸（CrP）機構によるATPの再合成
c. 乳酸性機構によるATPの再合成

図3-1　細胞内での酸化反応[4]

③　エネルギーの単位

エネルギー量は、「カロリー」、「ジュール」という単位であらわされる。

1calは、1gの水を1度あげるのに必要な熱量。

1Jは、1kgを1N（kg・m/s^2）の力で1m移動するのに必要な仕事量。

1kcal=4.2kJ　　1W=1J/s　　1kg重・m=9.8J

④　エネルギー代謝量の測定

直接法：身体から放出される熱量を測定（室内に張り巡らせた管を流れる水の温度から測定するが装置がおおがかりで現在は使用されない）。

間接法：食物からとりこんだ栄養素が酸素と反応し、二酸化炭素を産生する。

Weirの式　エネルギー消費量（Kcal）（energy expenditure：EE）=3.941×酸素摂取量＋1.106×二酸化炭素産生量－2.17×尿中窒素排拙量

1日当たりの消費エネルギー量：（total energy expenditure：TEE）の内訳

体重60kgの標準的な日本人の体格より試算。基礎代謝量（basal metabolic rate：BMR）は、TEEの60％となる。身体活動レベル（physical activity level：PAL）＝TEE÷BMRで1.75程度である。

2）間接法の種類

① エネルギー代謝測定室：被験者は、ガス濃度や流量計を備えた部屋で生活させ、室内の濃度変化からエネルギー消費量を測定する。室内に限定されるため個人の生活実態を反映しない。

② 二重標識水法：DLW（doubly labeled water）法とは、人体にとって無害な水素^{2}Hと酸素^{18}Oの安定同位体が含まれた水を飲み、約2週間にわたり尿中へ安定同位体が排泄される経過を観察・測定することによって、その間のエネルギー消費量が正確に推定できる。誤差範囲が5％で精度は高いが、二重標識水が高価で分析が限られた研究グループ（国立健康・栄養研究所）でしかできない。

③ 加速度計法：最近はスズケン、オムロン社などから精度の高い生活活動を測定できる商品が出ている。

④ 生活活動記録：個人の活動記録から1日の消費エネルギー量を求める方法がある（表3-2）。

生活行動の時間（min）×日常生活時のエネルギー消費量（Kcal/kg/min）×

表3-2 生活活動記録から消費エネルギー量を求める表[5]

a 生活行動および消費エネルギー表

氏 名	中 ○ 千 ○	性 別	女	年 齢	45	体 重	45
補正係数	0.879	消費エネルギー	1,427kcal	摂取エネルギー	1,800kcal
消費と摂取の過不足	−373kcal	1990年3月1日～7日調平均

	項 目	時間（分）	kcal／kg／分	消費kcal
1	睡　　　　眠	520.0	0.0170	397.80
2	食　　　　事	83.5	0.0269	1010.8
3	身　仕　度	63.2	0.0287	81.62
4	歩　　　　行	5.3	0.0570	13.59
5	趣味・娯楽	13.4	0.0287	17.31
6	教　　　　養	360.0	0.0233	377.46
7	休息・談話	147.1	0.0233	154.23
8	裁　　　　縫	13.5	0.0287	17.44
9	自動車運転	60.0	0.0287	77.49
10	掃除（電気掃除機）	31.2	0.0499	70.06
11	洗濯（電気洗濯機）	17.6	0.0410	32.47
12	買　　　　物	34.0	0.0481	73.59
13	入　　　　浴	21.2	0.0606	57.81
14	炊　　　　事	70.0	0.0481	151.52
	合　　　　計	1440.0	−	1623.47

dより　年齢補正……1623.47×0.879＝1427.03

b 日常生活時のエネルギー消費量

項　目	エネルギー消費量 (kcal/kg/分)	項　目	エネルギー消費量 (kcal/kg/分)
睡　　　　眠	0.0170	掃除（はく、ふく）	0.0676
食　　　　事	0.0269	（電気掃除機）	0.0499
身　仕　度	0.0287	洗濯（電気洗濯機）	0.0410
歩　行（普通）	0.0570	（手洗い）	0.0587
散　　　　歩	0.0464	（干す、取り込む）	0.0587
階　段（のぼる）	0.1349	（アイロンかけ）	0.0464
階　段（おりる）	0.0658	布団あげおろし	0.0818
乗物（電車、バス立位）	0.0375	裁　　　　縫	0.0287
自転車（普通）	0.0658	教　　　　養	0.0233
自動車運転	0.0287	趣　味・娯　楽	0.0287
休息・談話	0.0233	机　上　事　務	0.0304
入　　　　浴	0.0606	買　　　物	0.0481
炊事（準備、片づけ）	0.0481	草　む　し　り	0.0552

（日本体育協会スポーツ科学委員会）

c 運動種目別エネルギー消費量

項　目	エネルギー消費量 (kcal/kg/分)	項　目	エネルギー消費量 (kcal/kg/分)
散　　　　歩	0.0464	降　　　坂	0.0269
歩行分速 60m	0.0534	階　段　昇　降	0.1004
70m	0.0623	遊泳クロール	0.738
80m	0.0747	平　　　泳	0.1968
90m	0.0906	卓　球　練　習	0.1490
100m	0.1083	バドミントン練習	0.1508
ジョギング（軽い）	0.1384	テ ニ ス 練 習	0.1437
（強め）	0.1561	ゴ ル フ（平均）	0.0835
リズム体操（普通）	0.1472	スケート練習	0.1437
体　操（軽め）	0.0552	バ レ ー 練 習	0.1437
（強め）	0.0906		～0.2499
自転車每時平地10km	0.0800	サッカー練習	0.0853
登坂10km	0.1472		～0.1419

（伊藤、一部日本体育協会スポーツ化学委員会）

d 活動代謝を求める際に乗ずる補正係数表

年 齢	男	女	年 齢	男	女
*10～	1.542	1.471	20～	1.000	0.971
*11～	1.454	1.371	30～	0.954	0.917
*12～	1.375	1.288	40～	0.925	0.879
*13～	1.288	1.213	50～	0.917	0.863
*14～	1.217	1.142	60～64	0.908	0.858
15～	1.158	1.079	65～69	0.900	0.863
16～	1.125	1.038	70～74	0896	0.863
17～	1.096	1.008	75～79	0.875	0871
18～	1.071	1.004	80～	0.867	0.867
19～	1.050	0.999			

注：1）第四次改定「日本人の栄養所要量」より20～29歳男性の基礎代謝（kcal/kg/日）を基準として算出。（伊藤）
　　2）*は参考値。

体重（kg）×活動代謝の年齢補正＝消費エネルギー（Kcal）（表3-2）[#1]

摂取カロリーは、食品成分表[6]より朝、昼、夕食の食品エネルギー量より算出。[#2]

＃1-＃2よりカロリーの増減が分かる。

（3）運動処方

習慣的な運動は、心血管疾患、高血圧、糖尿病、高脂血症、肥満などに効果がある。効果とリスクを考えた上で、運動の種類、強度、持続時間、頻度などを決めることが運動処方である。

1）運動強度の指標

若者～老人、心疾患患者などが運動を行う際には運動処方が必要であるが、運動負荷中、中止徴候の出現には即中止し（表3-3）、運動療法の際にも適応と禁忌を把握しておく必要がある（表3-4）。

指標の種類を以下に示す。

① 自覚的運動強度（Rating of Perceived Exertion：RPE）

　Borgが、運動強度に対する感覚を60～200（拍／分）の心拍数の10分の1の尺度に対応させたもの。伊藤ら[5]が中高年用に改変した尺度がある（表3-5）。

② 最大心拍数

　実測は困難なので次の式で推測。HRmax＝220－年齢

　最大能力の何%に相当する運動かをHRで表す式は、Karvonenの最大心拍

表3-3　運動負荷中止基準[5]

①自覚症状：進行増悪する胸痛、呼吸困難、息切れ、めまい、四肢疼痛、高度疲労感
②他覚所見
ⓐ他覚症状：顔面蒼白、チアノーゼ、冷汗、運動失調、応答不良
ⓑ心拍数：予測心拍数到達、心拍数減少
ⓒ血圧：著しい血圧上昇（200/120mmHg以上）、血圧低下（20mmHg）
ⓓ心電図：ST下降（0.2mV以上）、ST上昇（0.1mV以上）、多源性心室期外収縮、二段脈、心室頻拍、RonT、心房粗・細動、房室伝導障害（2度以上）、脚ブロック、心室内伝導障害

表 3-4 運動療法の適応と禁忌[8]

	日本循環器学会	ACSM
適応	①心筋梗塞後の患者 ②ACバイパス術や経皮経管冠動脈形成後の狭心症患者 ③弁膜症をはじめとする心臓血管病手術後の患者 ④高脂血症、高血圧症、糖尿病、肥満など冠危険因子を有する患者	①医学的安定した心筋梗塞後 ②安定狭心症 ③冠動脈バイパス術（CABG） ④経皮的冠動脈形成術（PTCA） ⑤代償性うっ血性心不全（CHF） ⑥心筋症 ⑦心臓ないし他臓器移植 ⑧弁置換およびペースメーカ植込みなどの心臓手術［植込み型自動除細胞動期（AICD）を含む］ ⑨末梢血管疾患 ⑩外科的適応のないハイリスク心血管疾患 ⑪心臓突然死症候群 ⑫末期腎疾患 ⑬糖尿病、高脂血症、高血圧症などの冠危険因子保有者 ⑭系統立った運動や患者教育が有益とれる患者
禁忌	①不安定狭心症、心筋梗塞発症直後 ②コントロール不良の高血圧症（収縮期圧220mmHg以上、あるいは拡張期圧120mmHg以上） ③中等度以上の大動脈弁狭窄症 ④うっ血性心不全 ⑤重症不整脈（コントロールされていない期外収縮、心室頻拍、Ⅲ度房室ブロックなど） ⑥頻脈（100bpm以上） ⑦活動性の心筋炎、心内膜炎、心膜炎 ⑧新しい梗塞症、血栓性静脈炎 ⑨コントロールされていない糖尿病 ⑩急性全身性疾患、発熱 ⑪解離性大動脈瘤 ⑫運動禁止が必要な生計外科疾患	①不安定狭心症 ②安静収縮期圧＞200mmHg、ないし拡張期圧＞110mmHgは個別に評価 ③症状を伴う20 mmHgをこえる起立性血圧低下 ④重篤な大動脈弁狭窄症（一般成人で、大動脈弁口面積＜0.75cm^{2}のピーク収縮期圧較差＞50mmHg） ⑤急性全身性疾患ないし発熱 ⑥コントロールされていない心房性ないし心室性不整脈 ⑦コントロールされていない洞頻脈（＜120bpm） ⑧非代償性心不全 ⑨Ⅲ度房室ブロック（ペースメーカ植込みなし） ⑩活動性の心膜症、心筋炎 ⑪新しい塞栓症 ⑫血栓性静脈炎 ⑬安静時ST変換（＞2mm） ⑭コントロールされていない糖尿病（随時血糖分＞400mg/dL） ⑮運動禁止が必要な重症の整形外科の問題 ⑯急性甲状腺炎、低K血症、血液量減少などの代謝的問題

表 3-5 自覚的運動強度のとらえ方とめやす[5]

RPE 点数	強度の割合 %VO₂max.	強度の感じ方	1分間当たりの脈拍数					その他の感覚
			60歳代	50歳代	40歳代	30歳代	20歳代	
19	100	最高にきつい	155	165	175	185	190	からだ全体が苦しい
18								
17	90	非常にきつい	145	155	165	170	175	無理、100%と差がないと感じる、若干言葉が出る、息がつまる
16								
15	80	きつい	135	145	150	160	165	続かない、やめたい、のどがかわく、がんばるのみ
14								
13	70	ややきつい	125	135	140	145	150	どこまで続くか不安、緊張、汗びっしょり
12								
11	60	やや楽である	120	125	130	135	135	いつまでも続く、充実感、汗が出る
10								
9	50	楽である	110	110	115	120	125	汗が出るか出ないか、フォームが気になる
8								
7	40	非常に楽である	100	100	105	110	110	楽しく気持ちがよいがもの足りない
6								
5	30	最高に楽である	90	90	90	90	90	動いたほうが楽、まるでもの足りない
4								
3	20		80	80	75	75	75	

予備能 (Heart Rate Reserve：HRR＝最大心拍数－安静時心拍数) の考え方を採用する。

例えば安静時心拍数が60の20歳の人のHRRは、(220－20)－60=140。この人に50% VO₂max 強度の運動をさせたい時の目標心拍数は 140×0.5＋60=130HR

③ 最大酸素摂取量 (VO₂max)

1分間に摂取できる酸素量の最大値。身体の大きさに影響を受けるため、体格の異なる個人の比較をするときには、体重1kg当りの酸素摂取量 (ml/kg/min) で表 3-6 に示す。

運動強度を徐々に増加させていく漸増負荷運動において、酸素摂取量は、運動強度にほぼ比例して増加していくが、ある強度で呼吸・循環機能が限界になって増加しなくなる (横ばい状態になる)。

最大酸素摂取量は言いかえれば筋肉に酸素を送る最大能力なので、有酸素性持久力の指標となる。

表 3-6 METs、RMR、酸素需要量、エネルギー消費量の関係[5]

METs	RMR	酸素需要量（$\dot{V}O_2$）		エネルギー消費量* (kcal/min)	備　考
		l/min	ml/kg/min		
1 MET	0.0	0.2	3.5	1.0	
2 METs	1.2	0.4	7.0	2.0	
3 〃	2.4	0.6	10.5	3.0	70 m/min 歩行
4 〃	3.6	0.8	14.0	4.0	100 〃
5 〃	4.8	1.0	17.5	5.0	110 〃
6 〃	6.0	1.2	21.0	6.0	120 〃
7 〃	7.2	1.4	24.5	7.0	125 〃
8 〃	8.4	1.6	28.0	8.0	138 m/min 走行
9 〃	9.6	1.8	31.5	9.0	150 〃
10 〃	10.8	2.0	35.0	10.0	166 〃
11 〃	12.0	2.2	38.5	11.0	180 〃
12 〃	13.2	2.4	42.0	12.0	193 〃
13 〃	14.4	2.6	45.5	13.0	206 〃
14 〃	15.6	2.8	49.0	14.0	220 〃
15 〃	16.8	3.0	52.5	15.0	235 〃

注：*体重 57.1kg、体表面積 1.67m^2 の 30 歳男子として計算

　酸素摂取量は運動強度に比例するので、運動時の酸素摂取量が最大酸素摂取量（VO_2max）の何%（% VO_2max）になるかで運動強度を表すことができる。
　運動負荷検査：トレッドミルや自転車エルゴメーターなどを用い、最大酸素摂取量（VO_2max）を推定する方法。原理は、心拍数と運動負荷の関係を直線とみなし、次に、3段階程度の運動負荷時の心拍数測定から、年齢などを基に推定した最大心拍数時の運動負荷（最大運動負荷）を求める。あらかじめ分かっている運動負荷と酸素摂取量の関係から、最大運動負荷を変換し、最大酸素摂取量（VO_2max）を推定（表 3-7）。
④　AT（Anaerobic Threshold）
　運動強度を徐々に増加させていく漸増負荷運動において、換気量、血中乳酸濃度は緩やかに増加していくが、ある時点で有酸素運動から無酸素運動に変わるため急に増加していく。この変曲点、つまり無酸素運動と有酸素運動の境界の運動強度を無酸素性作業閾値という（図 3-2[7]）。
　実際には換気量が急に増加するポイント（換気性閾値、VT、Ventiratory

表3-7 $\dot{V}O_2$max評価表（19～69歳）[5] (ml/min/kg)

●男性

評価	20歳	30歳	40歳	50歳	60歳	70歳		
非常に優れている	47.8以上	47.0以上	46.3以上	45.5以上	44.7以上	44.0以上	43.2以上	42.5以上	41.7以上	41.0以上
かなり優れている	47.7〜43.5	46.9〜42.8	46.2〜42.0	45.4〜41.3	44.6〜40.5	43.9〜39.8	43.1〜39.0	42.4〜38.3	41.6〜37.5	40.9〜36.8
優れている	43.4〜39.3	42.7〜38.6	42.0〜37.8	41.9〜37.8	41.2〜37.1	40.4〜36.3	39.7〜35.6	38.9〜34.8	38.2〜34.1	37.4〜33.3
ふつう	39.2〜35.1	38.5〜34.4	37.7〜33.6	37.0〜32.9	36.2〜32.1	35.5〜31.4	34.7〜30.6	34.0〜29.9	33.2〜29.1	32.6〜32.5
劣る	35.0〜30.9	34.3〜30.2	33.5〜29.4	32.8〜28.7	32.0〜27.9	31.3〜27.1	30.5〜26.4	29.8〜25.6	29.0〜24.9	28.3〜28.2
かなり劣る	30.8以下	30.1以下	29.3以下	28.6以下	27.8以下	27.0以下	26.3以下	25.5以下	24.8以下	24.1〜24.0以下

●女性 (ml/min/kg)

評価	20歳	30歳	40歳	50歳	60歳	70歳		
非常に優れている	37.1以上	36.4以上	35.7以上	35.1以上	34.4以上	33.7以上	33.0以上	32.4以上	31.7以上	31.0以上
かなり優れている	37.0〜34.6	36.3〜33.9	35.6〜33.3	35.0〜32.6	34.3〜31.9	33.6〜31.2	32.9〜30.6	32.3〜29.9	31.6〜29.2	31.0〜30.9
優れている	34.5〜32.1	33.8〜31.5	33.2〜30.8	32.5〜30.1	31.8〜29.5	31.1〜28.8	30.5〜28.1	29.8〜27.4	29.2〜26.8	30.9〜28.6
ふつう	32.0〜29.7	31.4〜29.0	30.7〜28.3	30.0〜27.7	29.4〜27.0	28.7〜26.3	28.0〜25.6	27.3〜25.0	26.7〜24.3	28.5〜26.1
劣る	29.6〜27.2	28.9〜26.5	28.2〜25.9	27.6〜25.2	26.9〜24.5	26.2〜23.9	25.5〜23.2	24.9〜22.5	24.2〜21.8	26.0〜23.6
かなり劣る	27.1以下	26.4以下	25.8以下	25.1以下	24.4〜23.8以下	23.1以下	22.4以下	21.7以下	21.1以下	

年令（才）20　30　40　50　60　70

図3-2 AT[7)]

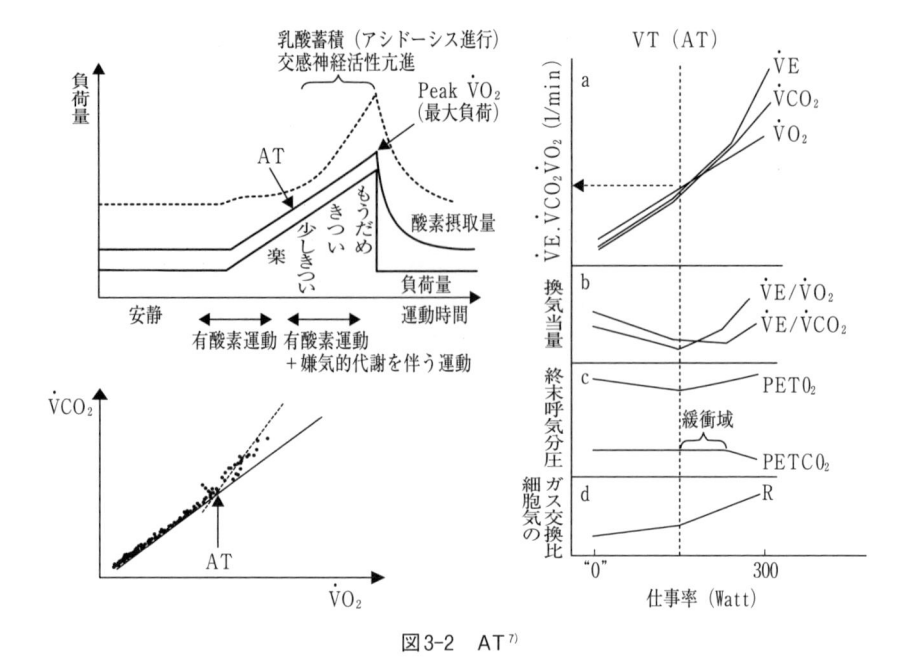

Threshold）と血中乳酸濃度が急に増加するポイント（乳酸性閾値、LT、Lactate Threshold）には、多少のズレがあるみたいだけど、ほぼ同じと考えてよいと思われる。

無酸素性作業閾値（AT）は、乳酸を蓄積させないで（つまり有酸素系で）いかに高い強度の運動ができるかという事を表しているので、最大酸素摂取量と同様に有酸素性持久力の指標となる。ATは、一般人では60～70%VO$_2$max、マラソン選手などは75～85%VO$_2$max くらいになる。

⑤ RMR（Relative Metabolic Rate）

相対的エネルギー代謝率とは安静時を除く運動に要したエネルギー量が基礎代謝の何倍になるかを示した数値

RMR=（全運動代謝量―安静時代謝量）÷基礎代謝量　RMRは安静時の数値が0になるので難点。

表 3-8 種目別 METs[4]

種目	強度など	METs	種目	強度など	METs
自転車	<10マイル/時 10〜11.9マイル/時 12〜13.9マイル/時 14〜15.9マイル/時 16〜19マイル/時 >20マイル/時	4 6 8 10 12 16	縄跳び	速いスピード 適度なスピード 遅いスピード	12 10 8
エアロバイク	50W, 非常に軽い負荷 100W, 軽い負荷 150W, 中等度の負荷 200W, 重い負荷 250W, 非常に重い負荷	3 5.5 7 10.5 12.5	スケートボード ローラースケート ローラーブレード		5 7 12.5
サーキットトレーニング ウエイトトレーニング 階段型トレッドミル ストレッチ, ヨガ バレエ, 社交ダンス	休憩をはさみながらの有酸素運動	8 6 9 2.5 4 4.8	サッカー	ゲームプレー 非ゲーム	10 7
ステップエクササイズ	6〜8インチ 10〜12インチ	8.5 10	テニス	シングルス ダブルス	8 5
エアロビックダンス	ローインパクト ハイインパクト	5 7	バレーボール	ゲームプレー ビーチバレー	8 3 8
ランニング	5マイル/時 (8.0km/時) 6マイル/時 (9.7km/時) 7マイル/時 (11.3km/時) 8マイル/時 (12.9km/時) 9マイル/時 (14.5km/時) 10マイル/時 (16.1km/時)	8 10 11.5 13.5 15 16	ハイキング, クロスカントリー バードウォッチング 登山		6 2.5 8
バドミントン	ゲームプレー 非ゲーム	7 4.5	ウォーキング	3マイル/時 (4.8km/時) 3.5マイル/時 (5.6km/時) 4マイル/時 (6.4km/時) 4.5マイル/時 (7.2km/時) 5マイル/時 (8.0km/時) 上り坂, 3.5マイル/時 (5.6km/時)	3.3 3.8 5 6.3 8 8
バスケットボール	ゲームプレー 非ゲーム	8 6	スイミング	クロールでゆっくり泳ぐ バタフライ 平泳ぎ 背泳ぎ クロールで速く泳ぐ	8 11 11 10 7
ボーリング		3	アクアビクス	適度なスピード 速いスピード	4
ゴルフ	電動カートを使用 カートでクラブを運び, 徒歩移動 クラブを担いで, 徒歩移動	3.5 4.3 4.5	水中歩行		8 10

⑥ METs（Metabolic Equivalents）

全運動に要したエネルギー量が安静時代謝の何倍になるかを示した数値 METs＝運動時酸素摂取量÷安静時酸素摂取量として計算する。安静時の酸素摂取量は3.5ml/kg/min で、これを1 METsとする。運動強度をMETsで表す利点は各運動・活動別に算出法を発表しているので各自の消費カロリー量を計算できる（表3-8）。

例：体重60kgの人が、5 METsのウォーキング（106m/min）を1時間行った時の消費カロリーは、1 METs＝1.05kcal/kg/h　1.05×5×60kg×1h＝315kcalの消費となる。

2）自転車エルゴメーターの消費エネルギー推定法

エネルギー推定法に必要な物理量は、次のようになる。

力　F＝ma、1N＝1kg・m/s^2、仕事　1J＝1N×1m＝1kg・m^2/s^2

仕事　1kgf・1m＝9.8J、a or f＝9.8、1N＝0.1kg

仕事率　1W＝1J/sec、1W＝6.1kg・m/min＝0.014kcal/min、1kcal＝4.2kJ＝70W、力積（仕事量）＝Ft（kg・m/s^2×s）

（4）内部障害の運動療法

1）CR fitness

内部障害（特に呼吸器、循環器疾患）や高齢者では、安静臥床が長引くと、運動時の一回心拍出量や最大酸素摂取量の低下を招き廃用症候群の発生につながる。循環呼吸器系の運動時のメカニズムは、末梢組織の酸素需要（Qo_2）の高まりと二酸化炭素（Qco_2）の増加に対して、肺の換気機能、肺胞から毛細血管内への拡散機能、末梢組織へ酸素を運搬する心臓の循環機能、末梢組織での代謝機能、末梢組織からの二酸化炭素の排泄機能が有機的に結びつき、スムーズに機能することである（図3-3）。

循環呼吸器系フィットネス（cardio-respiratory：CR fitness）の役割は、このメカニズムを維持・向上させることであるが、高齢者では、虚血性心疾患、糖尿病、腎疾患などを合併していることが多いため、専門医に運動許容範囲を確認する必要がある。

CR fitnessを向上させる運動に、有酸素運動がある。有酸素運動では、フィッ

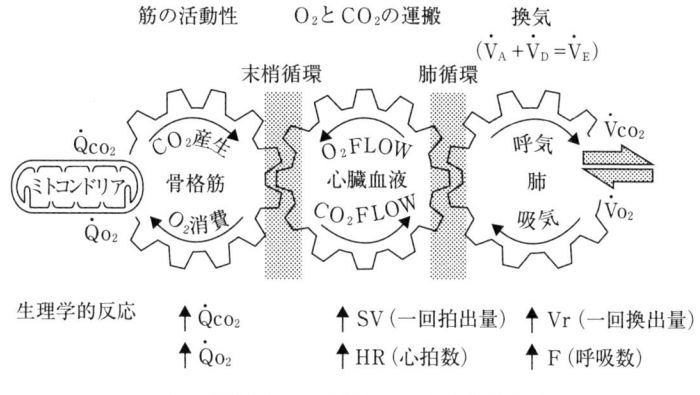

図3-3 運動時におけるエネルギー供給メカニズム[4]

V_A 肺胞換気、V_D 死腔空気、V_E 分時換気量

表3-9 CRフィットネスの向上が全身にもたらす変化[8]

エネルギー産出過程	無酸素運動	有酸素運動	
関係する体力要素	反応時間　筋　力 巧緻性　　筋持久力 瞬発力　　平衡性 　　　　　柔軟性	体内水分調節 体内糖分供給 体脂肪供給 無機質調節 疲労回復 全身持久力	
運動例	跳　躍　最大速度で走る 投　擲　重量物を運ぶ 挙　上 蹴　る	歩行（散歩） スイミング サイクリング ジョギング	
習慣的に続けた場合の運動効果	筋肥大↑ 瞬発力↑ 反応時間↓ 無酸素運動能力↑ 酸素負債能力↑	心筋の効率↑ 心拍出量↑ 毛細血管↑ 血中酸素運搬量↑ 赤血球↑、血漿量↑ ホルモン分泌↑ 最大酸素摂取量↑ 嫌気性代謝閾値（AT）↑	肥満度↓ 中性脂肪↓ LDLコレステロール↓ HDLコレステロール↑ 体脂肪↓ 動脈硬化↓ 心拍数↓（安静時、負荷時） 血圧↓（安静時、負荷時） 血小板粘性↓

↑：増加、↓：減少。

トネスの向上により、体脂肪の減少、肥満の予防・解消、心・肺機能の向上、血圧の低下、耐糖能改善・インスリン抵抗性改善・HDLコレステロール増加など糖・脂質代謝の改善・血小板凝集能の低下をきたし、免疫機能の強化にもつながり、生命予後も改善される（表3-9）。

有酸素運動には、ウォーキング、スイミング、サイクリングなどがあるが、高齢者には身近に行えるウォーキングが適している。運動強度は最大酸素摂取量の50％に相当する4〜6METsで、30分〜1時間、週3〜5回行うことが望ましい。

2）健康教室紹介

著者らは、メタボリックシンドローム該当者を対象に3か月間の健康教室を実施した（図3-4、表3-10、図3-5〜図3-7）。その結果、教室前後の測定値の変化では、腹囲、総コレステロール（結果1）、中性脂肪（結果2）、が有意に減少し、歩数は8,970歩から1万2,058歩へ有意に増加した（結果3）。すなわち短期間の運動でも代謝異常予防に重要であることが示唆された。ただし運動効果は、運動をやめると2週間以内に低下し12週間後には元の状態に戻ることが知られている。

〈メタボリックシンドローム該当者の健康教室の効果について〉

目的：メタボリックシンドローム該当者に健康教室を参加させ介入効果を検証すること。

対象：2007年基本健診を受けた40歳以上の受診者から下記の判定で該当した87名中20名が応募した。

選出方法：腹囲	男性85 cm、女性90 cm以上
HDLコレステロール低値	40mg／dl 以上
中性脂肪	150mg／dl 以上
血圧	130mmHg、85mmHg以上
高血糖（空腹時）	110mg／dl 以上

＊2項目以上の該当者をメタボリックシンドロームと判定

図3-4　健康教室の概要

表3-10 保健教室の内容

平成19年度　笠利町健康ゲンゲン教室		
日　程	内　容	担　当
第1回 10月5日（金）	教室ガイダンス 血液採取・形態、息こらえ測定自記式アンケート 歩数計の使用法、セルフモニタリング記入法	保健師
第2回 10月12日（金）	メタボリックシンドロームについて講義 日常生活の中で身体活動を高めるはなし	医師 理学療法士
第3回 10月19日（金）	グループワーク・目標設定 健診の結果　指導	保健師
第4回 11月2日（金）	栄養指導 食事記録日誌の活用法	栄養士
第5回 11月16日（金）	ウォーキング実技指導	理学療法士
第6回 11月30日（金）	健康メニュー実習	栄養士
第7回 12月7日（金）	行動目標の支援	保健師
第8回 12月21日（金）	血液採取・形態、息こらえ測定	保健師

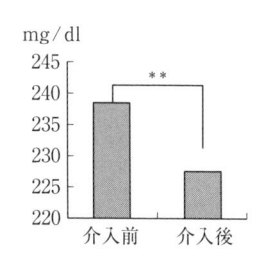

図3-5　結果1 健康教室前後における総コレステロールの変化（n=17）

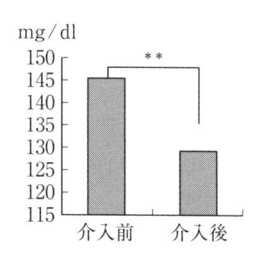

図3-6　結果2 健康教室前後における中性脂肪の変化（n=17）

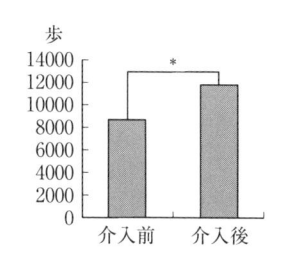

図3-7　結果3 健康教室前後における歩数の変化（n=17）

3）運動の内容

① ウォーキング

有酸素性運動としては、ウォーキングが通院時や買い物など日常生活の中でできるのでもっとも適している。特に高齢者には心臓への負担が軽く、インスリン抵抗性を改善する。図3-8のようなニコニコペースで1回20～30分間、週3回実施する。最終的には毎日ウォーキングするのが望ましいが、継続するためには無理強いはよくない。

② 筋力トレーニング

無酸素性運動は、マシーンやダンベルを使用し筋肥大を目的にするトレーニング。

高齢者の場合、最大筋力（1 repetition maximum: 1RM）の測定は避け（第2章2節 p.51）、1RMに対して80%以下が望ましい。

尺度	7	8	9	10	11	12	13	14	15	16	17	18	19	20
身体への感じ方	非常に楽である		かなり楽である		楽である		ややきつい		きつい		かなりきつい		非常にきつい	

※ニコニコペース：12～13

主観的運動強度：ニコニコペースは12～13「楽である」から「ややきつい」の範囲になります。

図3-8　ニコニコでウォーキング[9]

文 献

1) 長期プロジェクト「中年からの老化予防総合的長期追跡研究」報告書、秋田県南外村総合健康調査、東京都老人総合研究所、1992
2) 奈良　勲ほか編：系統別・治療手技の展開、協同医書出版社、東京、1999
3) 加茂整形外科医院、http://www.tvk.ne.jp/~junkamo/、2009
4) 杉　晴夫：やさしい運動生理学、東京、南江堂、2007
5) 伊藤　朗：図説・運動生理学入門、東京、医歯薬出版、1994
6) 全国調理師養成施設協会編：2007 食品標準成分表、東京、調理栄養教育公社、2007

7) 田畑　稔：有酸素運動の基本、PTジャーナル、42（6）、515-526、2008
8) 上月正博他著：有酸素運動と無酸素運動、整形外科看護3、530-535、1998
9) 松田光夫他編：地域における高齢者の健康づくりハンドブック、NAP、東京、2001

第4章　疾患別理学療法

（1）脳卒中の理学療法
1）疾患概念

脳卒中とは、脳血管が血栓で詰まったり（脳梗塞）、破れたり（脳出血）することで神経細胞の壊死が生じ遠隔部の身体機能が低下したり、死に至ることもある疾患である。

脳卒中医療の役割は、危険因子（高血圧、糖尿病、高脂血症、肥満など）の早期発見・治療、発症後は全身管理をしながら早期理学療法の開始（廃用症候群の予防）、退院後も継続した理学療法を受ける（寝たきりや再発予防）。

脳卒中障害は、病型ごと（図4-1）に治療方針が異なり理学療法の開始時期（表4-1）も異なる。したがって理学療法士も医師の記録から臨床所見、検査データ、バイタルサイン（意識：表4-2 JCS、血圧、体温など）などを把握しておく。

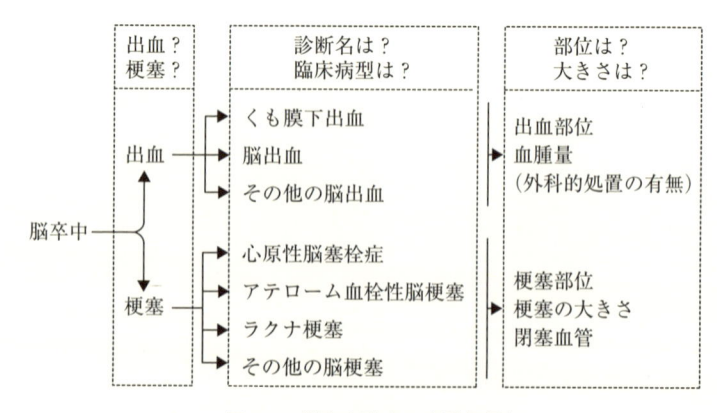

図4-1　脳卒中障害の病型把握[1]

表 4-1　トレーニング開始時期[2]

各病型に共通する開始基準
・原則的に意識障害は JCS にて 30 以下（実質 1 桁から 10）。 ・バイタルサイン（意識、血圧、呼吸など）の増悪がないこと。 ・神経症状の増悪がないこと。心機能はエコーで左室駆出率（EF）0.5 以上。 ・下肢深部静脈血栓の予防に努める。手術例は予防的に弾性ストッキングなどを使用。 ＊離床できない場合、可能な限り関節可動域運動などを施行する。
脳梗塞
・脳梗塞例は CT、MRI（拡散強調画像、T1、T2）／MRA、超音波などの血管評価にて分類する。 ・離床に伴う血圧基準；脳梗塞 200mmHg、変動は ±15mmHg。基準をはずれる場合、個別に検討する。 ・ラクナ梗塞は診断初日（第 1 病日）から離床開始。アテローム血栓性梗塞は、数日間観察後、神経症状の増悪がなければ離床開始（血圧最注意）。心原性脳梗塞では心エコー検査により、左房内血栓と心不全徴候がないのを確認後に開始。 ・主観動脈の閉塞の場合、発症 1 週間程度は神経症状の変動を観察。増悪がなければ離床開始。
脳出血
・脳出血では、発症後 48（24）時間血腫増大と水頭症発現がないのを CT で確認後に開始。 ・離床に伴う血圧基準；脳出血初期 160±15mmHg。基準をはずれる場合、個別に検討する。 ・手術例はドレナージ抜去を本格的開始のめどとする。術直後でも意識障害が軽度であればできる限り離床を伴う。
くも膜下出血ほか
・くも膜下出血の場合、発症 2 週間は脳血管攣縮の可能性があるため要注意。 ・発症 2 週間以降は術後水頭症に注意。 ・血管内手術（ステント留置、動脈瘤塞栓術など）、腰椎くも膜下腔短絡術（L-P シャント）後は、神経症状の増悪がなければ、翌日から開始。 ・そのほか、早期離床の回避、個別検討する病型、病巣などは別途個別に対応する。

表4-2　Japan Coma Scale（JCS：日本昏睡尺度）による意識障害の分類[3]

Ⅰ．刺激しないでも覚醒している状態（1桁で表現） 　（delirium, confusion, senselessness） 　　1．だいたい意識清明だが、今ひとつはっきりしない 　　2．見当識障害がある 　　3．自分の名前、生年月日が言えない
Ⅱ．刺激すると覚醒する状態—刺激をやめると眠り込む（2桁で表現） 　（stupor, lethargy, hypersomnia, somnolence, drowsiness） 　　10．普通の呼びかけで容易に開眼する 　　　　合目的な運動（たとえば、右手を握れ、離せ）をするし、言葉も出るが、間違いが多い 　　20．大きな声または体を揺さぶることにより開眼する 　　　　簡単な命令に応じる、たとえば離握手* 　　30．痛み刺激を加えつつ呼びかけを繰り返すとかろうじて開眼する
Ⅲ．刺激をしても覚醒しない状態（3桁で表現） 　（deep coma, coma, semicoma） 　100．痛み刺激に対し、はらいのけるような動作をする 　200．痛み刺激で少し手足を動かしたり、顔をしかめる 　300．痛み刺激に反応しない

2）脳卒中片麻痺の特徴

脳卒中後は片麻痺の経過は、発症直後は弛緩性で漸次錐体路障害（図4-2[4]）として痙性麻痺に変わる。痙性麻痺の特徴は、腱反射や筋緊張が増し、随意運動が困難となる。病巣の部位により高次脳機能障害（失語症、半側視空間無視、失行）などを合併する。

3）脳卒中の評価

脳卒中の評価には、障害レベルにより次のような測定・尺度がある。

機能障害レベル：ROM、筋力、ブルンストロームステージ（図4-3）、感覚・反射（表在感覚、腱反射、病的反射）

能力障害レベル：BI（第2章2節）、FIM（第3章1節）、10m歩行時間（第2章2節）、

認知レベル：MMS（第2章2節）、高次脳機能スクリーニング検査（表4-3）
表4-4は、片麻痺用の基本評価をまとめたもである。

第4章　疾患別理学療法　97

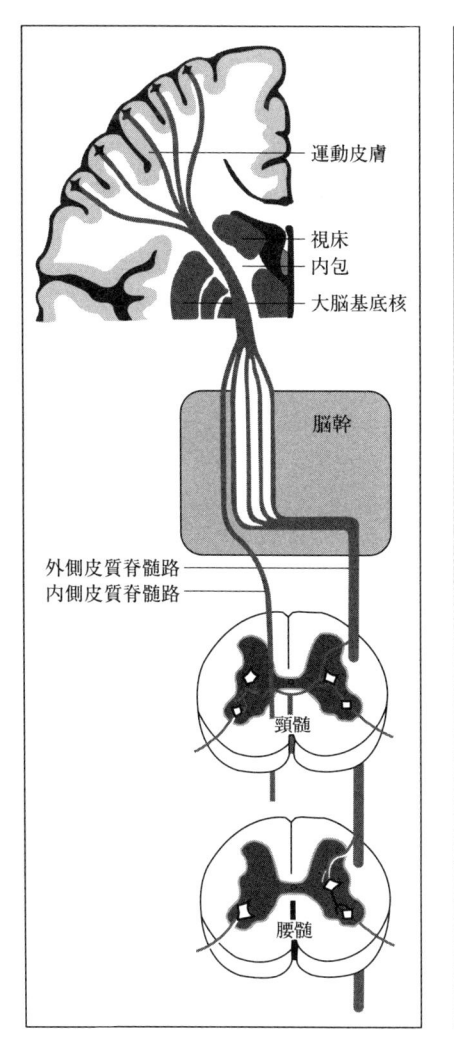

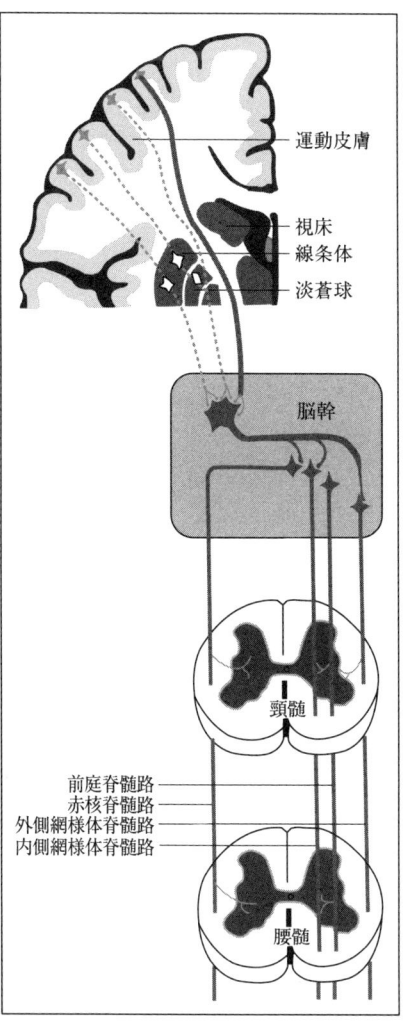

図4-2　錐体路と錐体外路の模式図[15]

Stage	下　肢	上　肢	手　指
I	弛緩性 筋収縮も見られない	弛緩性 筋収縮も見られない	弛緩性 筋収縮も見られない
II	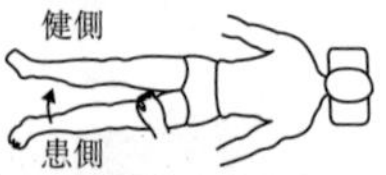 内転筋の収縮を触知する わずかな共同運動 患側肢を閉じ（内転）させる	大胸筋の収縮を触知する 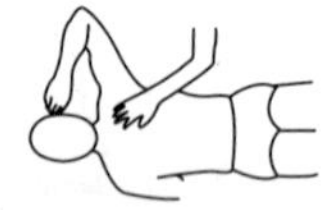 わずかな共同運動 患肢を耳から反対側の腰に伸す	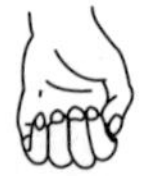 わずかに屈曲
III	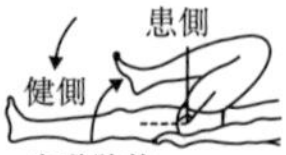 股、膝の伸展屈曲可能 出発肢位	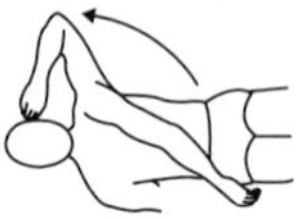 屈筋・伸筋・共同運動 上肢の伸展・屈曲時の共同運動 集団屈曲	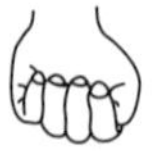 屈曲可能・伸展不能
IV	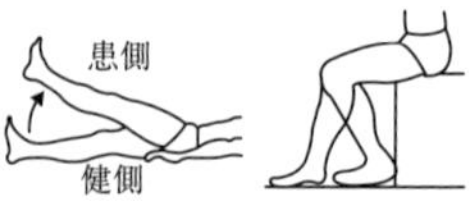 膝伸展で挙上　　膝屈曲	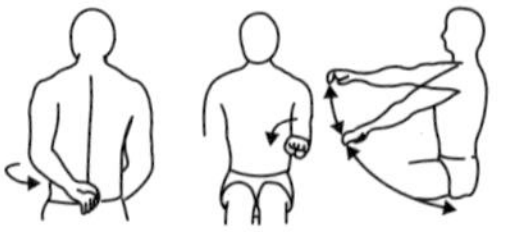 手を背中へ　肘屈曲で回内外　前方挙上	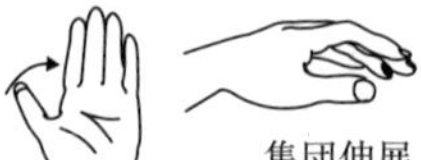 集団伸展 横つまみ
V	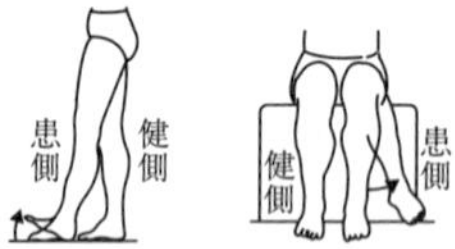 足背屈　　股内旋	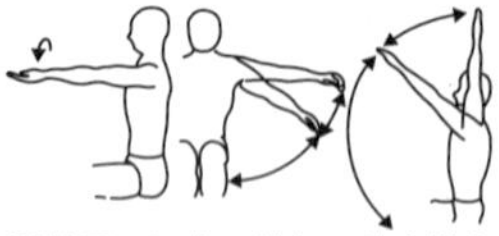 肘伸展で回内　外転　前方挙上	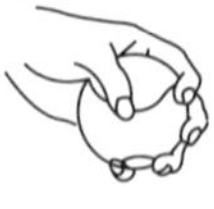 筒玉にぎり 総ひらき可能
VI	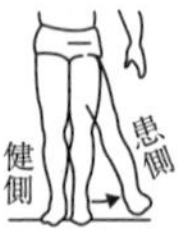 立位で股外転	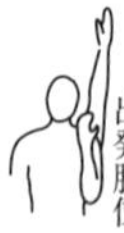 すみやかに肩から上方へ伸展 出発肢位	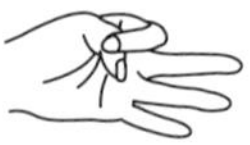 各指の屈伸が可能

図4-3　ブルンストロームステージ[5]

表4-3 高次脳機能スクリーニングテスト

	高次脳機能スクリーニング検査Ⅱ　　1 回目　検者：●
N.J　89才	検査日：H18年　4 月　7 日 意識レベル： 麻痺手：右・左・(両) 使用手：右・(左)・両

9 記憶	① 順唱（5ケタ）；「95372」　　　　　　　　　　　　　（4/5） ② 逆唱（4ケタ）；「6153」　　　　　　　　　　　　　（6/4） ③ 単語記銘；「帽子、車、茶碗」　　（1回目記憶）(5分後再生 1コ) ④ 図形再生（記入）；(提示は30秒以内)　　　　　　（　）

10 行為	① 自動詞的運動； 「ジャンケンのハサミを作って下さい。」 「自分の頭をなでて下さい。」 「指でキツネの形を作って下さい。」 ② 他動詞的運動； 「櫛で髪をとかす。」 「ライターを点火する。」 ③ motor impersistence；「閉眼、開口、挺舌」（20 /20秒） ＊5分後再生施行	口令 | 模倣 ○ | ○ ○ | ○ ○ | × ジェスチャー | 物品 × | × × | ○ ○ | ○

11 構成	① 積み木の構成　　練習■■(3分以内) ② double daisy　　模写；(3分以内)　　⇒　不可 ③ 自発画（時計　3時半）；(1分以内)	（　一　） （不可） （不可）

12 身体的認知	① 身体部位の認知；(10秒以内) ◇ 鼻（○）　◇ 肩（○）　◇ 腹（○） ② 手指認知（開眼）；(10秒以内) ③ 左右の判別；(10秒以内) 患者　「右手はどちらですか？」 　　　「右耳はどちらですか？」 検者　「左の親指はどれですか？」 ④ 半側身体部位認知； ◇麻痺の否認「どちらの手足が不自由ですか？」 ◇身体半側の無関心 ◇頸の位置　　右向き傾向（＋、−）　　　　左向き傾向（＋、−）					

（手指認知表）
	患側	呼称	口令	健側	呼称	口令
	薬指	○	○	薬指	○	○
	親指	○	○	親指	○	○

左右の判別：（可）、不可／（可）、不可／（可）、不可
麻痺の否認：（＋、−）
身体半側の無関心：（＋、−）

13 色彩認知		呼称	マッチング
	赤	○	○
	黄	○	○
	青	○	○

(10秒以内)

14 視空間認知	①2点発見　　　　　　　　　　　　　　　　　（　） ②線分抹消テスト　　　　　　　　　　　　　（　） ③線分2等分　　　　　　　（右　2　cm、左　1　cm） ④visual extinction　　　　　　　　　　　（＋、−）

	検査No	所要時間	主観的疲労度
	① 　～	分	
	② 　～	分	
	③ 　～	分	
	④ total		

impression　構成失行症が見受けられ

表4-4 片麻痺用の基本評価

患者氏名				入 院 第1回評価 評価者名		
_____殿 男 才 女						
診断名 _____						
障害名 _____						

I 一般的事項			第 1 回		
A 精神機能					
意識状態		半昏睡	昏迷	傾眠	清明
失見当識		+	+	±	-
情動失禁		+	+	±	-
知能低下		+	+	±	-
意欲低下		+	+	±	-
B 失行 失認 }推定 (+のときは細目は別表)			+	±	-
			+	±	-
C 言語障害					
構音障害					
失語症	運動性		+	±	-
(推 定 +のときは STの検査)	感覚性		+	±	-
	健忘症		+	±	-
	全失語		+	±	-
II 感覚障害					
A 表在感覚	上肢	過敏	正常	鈍麻	脱失
	下肢	過敏	正常	鈍麻	脱失
B 深部感覚	上肢	過敏	正常	鈍麻	脱失
	下肢	過敏	正常	鈍麻	脱失
C 異常感覚					
III 運動障害					
A 筋緊張・反射・回復段階					
1 上肢 筋緊張 (痙性・強剛)		亢進	正常	低下	弛緩
二頭筋腱反射		+	+	±	-
三頭筋腱反射		+	+	±	-
病的反射		+	±		-
Br.stage		I	II	III	IV V VI
2 下肢 筋緊張 (痙性・強剛)		亢進	正常	低下	弛緩
膝蓋腱反射		+	+	±	-
アキレス腱反射		+	+	±	-
クローヌス		+	+	±	-
病的反射		+	±		-
Br.stage		I	II	III	IV V VI
3 手指 Br.stage		I	II	III	IV V VI
手の独立性		廃用手		補助手	実用手

		第 1 回		
B 姿勢バランス		1.不能	2.不完全 (要介助)	3.完全
1	ねがえり	1	2	3
2	背臥位⇄坐位	1	2	3
3	坐位 保持	1	2	3
4	坐位 バランス	1	2	3
5	横ずわり	1	2	3
6	膝立ち保持	1	2	3
7	膝立ちバランス	1	2	3
8	膝歩行	1	2	3
9	片膝立ち (患側前) 保持	1	2	3
10	片膝立ち (患側前) バランス	1	2	3
11	片膝立ち (健側前) 保持	1	2	3
12	片膝立ち (健側前) バランス	1	2	3
13	片膝立ち (健側前) 立位	1	2	3
14	片膝立ち (患側前) 立位	1	2	3
15	立位 保持	1	2	3
16	立位 バランス	1	2	3
17	片足立ち (閉眼健側)	1	2	3
18	片足立ち (閉眼患側)	1	2	3
19	片足立ち (開眼健側)	1	2	3
20	片足立ち (開眼患側)	1	2	3
C 協調運動				
指 鼻		不能	不完全	完全
指 指		不能	不完全	完全
踵 膝		不能	不完全	完全
向こう脛叩打		不能	不完全	完全
企図振戦		+		
ロンベルグ		+		
D 歩 行				
1	補装具 有 無	+		
2	補装具 種類	SHB SLB その他 ( )		
3	補装具 制作日			
4	杖 有 無	+		
5	杖 種類	T字 ロフストランド 四点 松葉杖		
6	独立性 安定性	自立 監視 介助 平行杖		
7	歩行様式	常時2点 2点1点 不規則		
		後型 揃型 前型		
8	異常パターン	内反 尖足 足先ひきずり		
		反張膝 ロック膝 過度の膝屈曲		
		股外旋 分廻し トレンデレンブルグ		
9	10m歩行 (3回平均)	秒		
10	歩行持続性 (推定)			
11	階段昇降 昇	手すり 独歩 1段づつ 交互に		

4）理学療法の実際

図4-4に理学療法が開始される急性期から維持期までの脳卒中理学療法の流れを示す[1]。急性期では廃用症候群（褥瘡、拘縮、心肺機能や筋力低下）の予防として、良肢位保持（図4-5）、関節可動域運動を行う（第3章2節）。

起居、座位耐性保持が安定すれば、離床して理学療法室へ連れて行き傾斜台による立位保持を開始する。傾斜台は低筋緊張や尖足があり椅子からの立ち上がりが困難な患者に適する。歩行訓練は、高齢者や立位バランスが不良であっても次の理由により早期に移行したほうが良い。①麻痺側下肢への過重による抗重力筋の促通、②精神的賦活、③患者の動機づけなど。注意点として患者の歩行が安定するまで、理学療法士は介助しながら体幹、下肢の動きを誘導操作する（図4-6）。

椅子や床からの立ち上がり訓練も並行して行う（図4-7）。

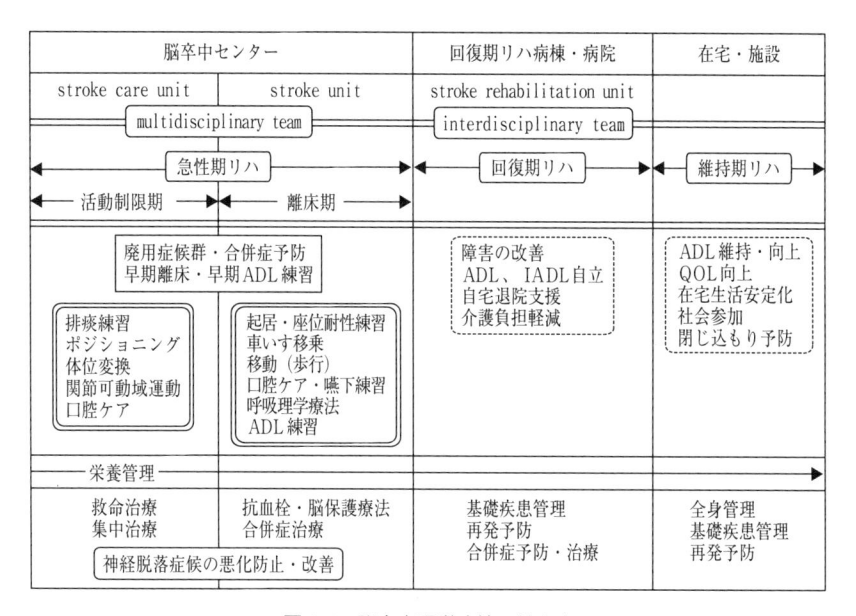

脳卒中センター		回復期リハ病棟・病院	在宅・施設
stroke care unit	stroke unit	stroke rehabilitation unit	
multidisciplinary team		interdisciplinary team	
←―― 急性期リハ ――→		←― 回復期リハ ―→	←― 維持期リハ ―→
←活動制限期→	←― 離床期 ――→		
廃用症候群・合併症予防 早期離床・早期ADL練習		障害の改善 ADL、IADL自立 自宅退院支援 介護負担軽減	ADL維持・向上 QOL向上 在宅生活安定化 社会参加 閉じこもり予防
排痰練習 ポジショニング 体位変換 関節可動域運動 口腔ケア	起居・座位耐性練習 車いす移乗 移動（歩行） 口腔ケア・嚥下練習 呼吸理学療法 ADL練習		
←――――――――― 栄養管理 ――――――――――→			
救命治療 集中治療	抗血栓・脳保護療法 合併症治療	基礎疾患管理 再発予防 合併症予防・治療	全身管理 基礎疾患管理 再発予防
神経脱落症候の悪化防止・改善			

図4-4 脳卒中理学療法の流れ[5]

良肢位の保持

手足の痙性（こわばり）、特にそれによる特異な不良肢位（ウェルニッケーマン肢位）の予防を目的として行う。

上肢は屈筋、下肢は伸筋の痙性が強くなるので、上肢は伸展、下肢は軽度屈曲位を基本に、いくつかの肢位を組み合わせて用いる。

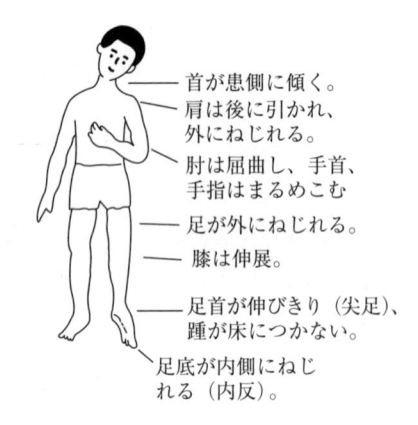

〈ウェルニッケーマンの肢位〉
- 首が患側に傾く。
- 肩は後に引かれ、外にねじれる。
- 肘は屈曲し、手首、手指はまるめこむ
- 足が外にねじれる。
- 膝は伸展。
- 足首が伸びきり（尖足）、踵が床につかない。
- 足底が内側にねじれる（内反）。

〈仰臥位での良肢位〉

- 足首はスプリントで直角に保つ。（尖足予防）
- 膝の下には直径10cm程の枕を入れて、軽く曲げ、足が外側に倒れないように砂のうをおく。
- 臀部には、枕を入れて尻が落ちこむのを防ぐ。
- 顔は正面に向ける。
- 肩甲骨を充分引き出して、小枕を入れる。
- 腕は枕の上に伸ばし胸の高さにする。
- 手首は背屈気味に。

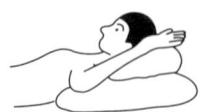

時には腕を外上方に曲げた肢位をとらせる方が良い。

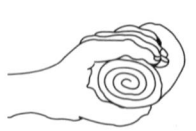

握り込みの強い時はハンドロール（タオルを直径7cm位に巻いたもの）を握らせる。

患側を上にした側臥位

側臥位では、筋肉のこわばりを抑制しやすく、体の傾きの角度を変えることで、体重のかかる部位をいろいろ変えることができる。

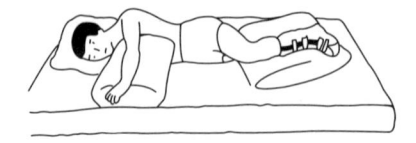

患側の肩を充分前方に出し、両腕を伸ばして大きな枕を抱かせる。股、膝、足の関節は曲げ、両足の間に枕を入れる。

図4-5　良肢位保持[5]

第4章　疾患別理学療法　103

〈歩行訓練〉
① 立位バランス訓練

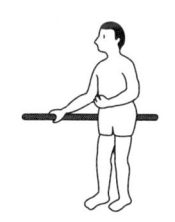

悪い例

肩幅に足を開き、軽度膝屈曲位で、左右交互に体重をかける。

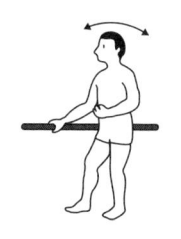

前後に足を開き、前後に交互に体重をかける。

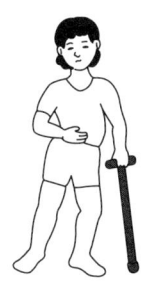

患側下肢を過度に開くと膝の変形（内・外反膝）を来し、歩行を困難にする。

② 平行棒内歩行

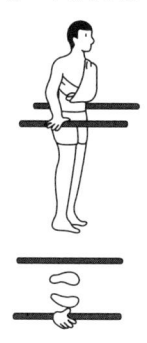

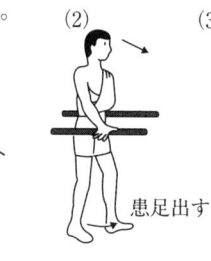

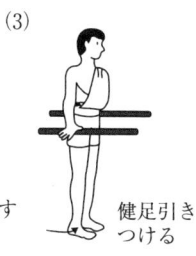

(1) 視線は少し下方へ。
手を前へ

(2) 患足出す

(3) 健足引きつける

患側に体重をかけ、止めることなくスムーズに健側を出す。(3動作歩行)

異常歩行の矯正
反張膝の例

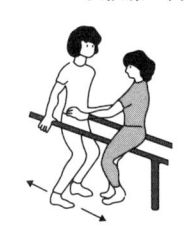

反張膝を軽度屈曲して体重を移し前進する訓練。

体重負荷不充分の例

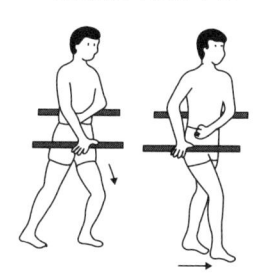

患足に充分体重をかけ、健足を患足より前方に移す訓練。

膝のこわばりの例

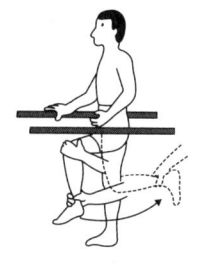

患側の膝を屈曲（介助）したまま股関節を屈曲、伸展する。

図4-6　歩行訓練[5]

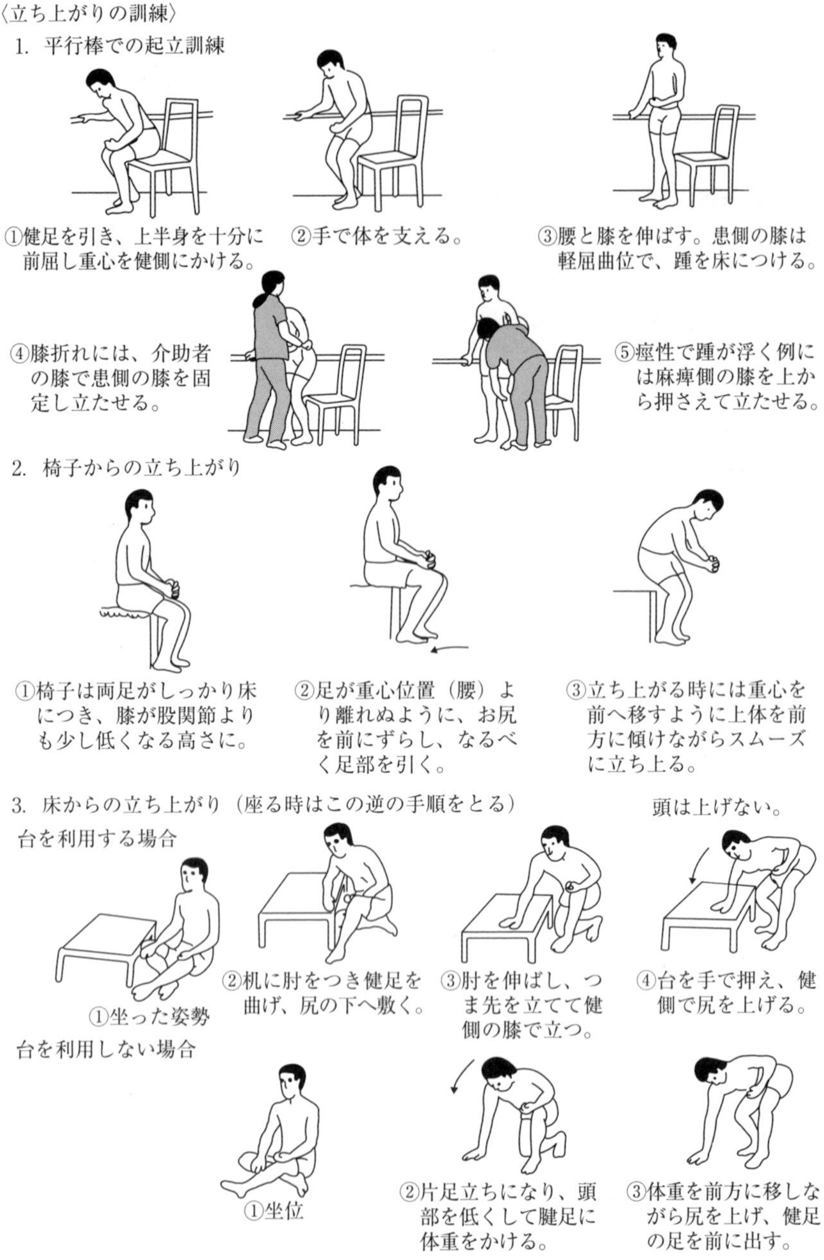

〈立ち上がりの訓練〉
 1. 平行棒での起立訓練

①健足を引き、上半身を十分に前屈し重心を健側にかける。
②手で体を支える。
③腰と膝を伸ばす。患側の膝は軽屈曲位で、踵を床につける。
④膝折れには、介助者の膝で患側の膝を固定し立たせる。
⑤痙性で踵が浮く例には麻痺側の膝を上から押さえて立たせる。

 2. 椅子からの立ち上がり

①椅子は両足がしっかり床につき、膝が股関節よりも少し低くなる高さに。
②足が重心位置（腰）より離れぬように、お尻を前にずらし、なるべく足部を引く。
③立ち上がる時には重心を前へ移すように上体を前方に傾けながらスムーズに立ち上る。

 3. 床からの立ち上がり（座る時はこの逆の手順をとる）
 台を利用する場合

①坐った姿勢
②机に肘をつき健足を曲げ、尻の下へ敷く。
③肘を伸ばし、つま先を立てて健側の膝で立つ。
頭は上げない。
④台を手で押え、健側で尻を上げる。

 台を利用しない場合

①坐位
②片足立ちになり、頭部を低くして腱足に体重をかける。
③体重を前方に移しながら尻を上げ、健足の足を前に出す。

図4-7　椅子や床からの立ち上がり訓練[5]

（2）パーキンソン病の理学療法
1）疾患概念

パーキンソン病とは、中脳黒質のドーパミン産生細胞の変性により標的器官である大脳基底核の機能に変調が生じる疾患で、診断基準は表4-5の通りである。

大脳基底核は、錐体外路系の機能を司り、視床、赤核、黒質、網様体などと関係を有する（図4-8）。パーキンソン病は、パーキンソン症候群の一部であるが、脳血管性パーキンソニズムなどとは異なる（図4-9）。

2）パーキンソン病の特徴

パーキンソン病は、慢性進行性の経過をたどり、次第にADLの低下を認める。錐体外路性障害（表4-6）として四肢や項部に筋硬直（固縮）や不随意運動が出現する。ほか振戦、寡動、姿勢反応障害とする運動機能障害や精神障害などが現れる（表4-7）。薬物は、L-DOPAの補充療法が治療の中心であるが、長期服用により表4-8のような問題点が出現する。

表4-5　パーキンソン病診断基準[6]

(1) 自覚症状 　1) 安静時のふるえ（四肢または顎に目立つ） 　2) 動作がのろく拙劣 　3) 歩行がのろく拙劣 (2) 神経所見 　1) 毎秒4～6回の安静時振戦 　2) 無動・寡動：仮面様顔貌 　　　　　　　　低く単調な話し声 　　　　　　　　動作が緩徐・拙劣 　　　　　　　　臥位からの立ち上がり動作など、姿勢変換が拙劣 　3) 歯車現象を伴う筋固縮	4) 姿勢・歩行障害：前傾姿勢 　　　　　　　　歩行時に手のふりが欠如 　　　　　　　　突進現象 　　　　　　　　小刻み歩行 　　　　　　　　立ち直り反射障害 (3) 臨床検査所見 　1) 一般検査に特異的な異常はない 　2) 脳画像（CT、MRI）に明らかな異常はない (4) 鑑別診断 　1) 脳血管障害のもの 　2) 薬物性のもの 　3) その他の脳変性疾患
〈診断の判定〉次の①～⑤のすべてを満たすものを、パーキンソン病と診断する。 　①経過は進行性である。 　②自覚症状で、上記のいずれか1つ以上がみられる。 　③神経所見で、上記のいずれか1つ以上がみられる。 　④抗パーキンソン病薬による治療で、自覚症状・神経所見に明らかな改善がみられる。 　⑤鑑別所見で、上記のいずれかでもない。 〈参考事項〉診断上次の事項が参考となる。 　①パーキンソン病では神経症候に左右差を認めることが多い。 　②深部反射の著しい亢進、Babinski徴候陽性、初期からの高度な認知症（痴呆）、急激な発症はパーキンソン病らしくない所見である。 　③脳画像所見で、著明な脳室拡大、著明な大脳萎縮、著明な脳幹萎縮、広範な白質病変などはパーキンソン病に否定的な所見である。	

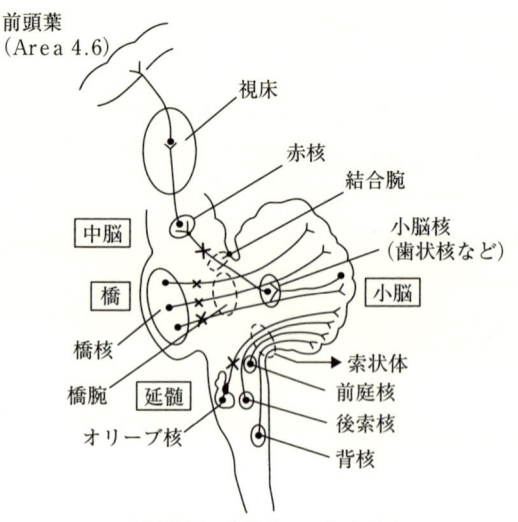

図4-8 大脳、中脳、脳幹、小脳との連絡[5]

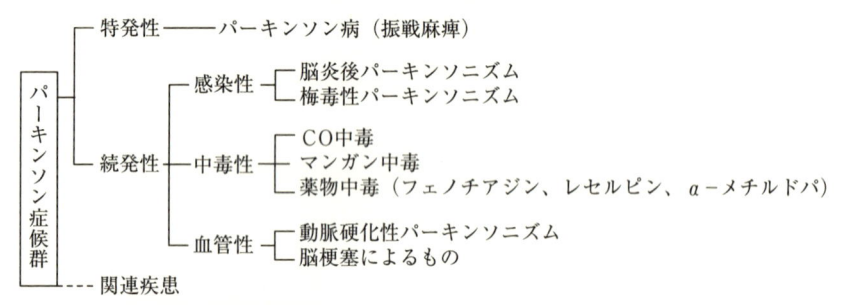

```
            ┌ 特発性 ── パーキンソン病（振戦麻痺）
            │
            │          ┌ 感染性 ┬ 脳炎後パーキンソニズム
パ          │          │        └ 梅毒性パーキンソニズム
ー          │          │
キ          │          │        ┌ CO中毒
ン          ├ 続発性 ─┼ 中毒性┤ マンガン中毒
ソ          │          │        └ 薬物中毒（フェノチアジン、レセルピン、α-メチルドパ）
ン          │          │
症          │          └ 血管性 ┬ 動脈硬化性パーキンソニズム
候          │                    └ 脳梗塞によるもの
群          │
            └ 関連疾患
              1) 線条体黒質変性症
              2) オリーブ橋小脳萎縮症
              3) Shy-Drager症候群
              4) 進行性核上性麻痺
              5) パーキンソニズム痴呆症候群
              6) Wilson病
              7) Creutzfeldt-Jakob病
              8) 正常圧水頭症
```

図4-9 パーキンソン症候群[7]

表 4-6　錐体路障害と錐体外路性障害の鑑別[7]

	錐体路性	錐体外路性
筋トーヌス亢進 　特　徴 　分　布	spasticity (clasp-knife phenomenon) 上肢では屈筋 下肢では伸筋	rigidity (cog-wheel rigidity または plastic rigidity) 四肢、躯幹のすべての筋肉
不随意運動	(−)	(+)
腱反射	亢　進	正常または軽度亢進
Babinski 微候	(+)	(−)
運動麻痺	(+)	(−) または軽度 (+)

表 4-7　パーキンソン病の主要症状[8]

四大微候	①振戦	安静時振戦 (4～6Hz)、丸薬丸め運動
	②筋固縮	鉛管現象 lead pipe phenomenon 歯車現象 cog-wheel phenomenon
	③寡動	仮面顔貌、すくみ足、小核み歩行、歩行時の腕の振り少ない、小字症、巧緻障害、構音障害(小声、単調)、嚥下障害、眼球運動障害 (saccadic)
	④姿勢保持障害	前傾、前屈、四肢屈曲肢位、MP 関節屈曲、立ち直り反射障害、突進現象、加速歩行
⑤自律神経症状		便秘、流涎、脂顔、起立性低血圧、多汗、消化管の蠕動障害、排尿障害、四肢循環障害
⑥精神症状		抑うつ、心気的、知的機能障害、思考の転換遅い
※病前性格		生真面目、頑固で融通きかない、無趣味、禁煙禁酒

3) パーキンソン病の評価

パーキンソン病の評価には、障害レベルにより次のような測定・尺度がある。

機能障害レベル：ROM、MMT、振戦、筋硬直

能力障害レベル：Yahr の分類（表 4-9)、姿勢・歩行分析

認知レベル：うつ

4) パーキンソン病の実際

表 4-10 に Yahr のステージごとの理学療法プログラムを示す[10]。

ステージ I～III では仕事や家事が継続できるように歩行訓練（シフティング、側方・後方、方向転換など）

表 4-8　L-DOPA 長期服用上の問題点 [9]

問題点	原因
1. wearing off 現象 薬の効果時間が短くなること	L-DOPA 効果時間短縮
2. on and off 現象 服用時間に関係なく症状が急によくなったり、悪くなったりすること	L-DOPA 血中濃度の変動と対応
3. dyskinesia 　1 peak dose dyskinesia 　2 off period dyskinesia 　　（early morning dystonia） 　3 end of dose dyskinesia 　4 onset dyskinesia	1 ドパミン過剰 2 ドパミン不足で線条体の受容体に super sensitivity 3 L-DOPA 血中濃度下り始め 4 L-DOPA 血中濃度上り始め
4. すくみ足 歩行開始時に足が床にのりでくっついたかのごとく離れず。第一歩が出ない。	脳内ノルアドレナリンの低下
5. 精神症状	mesocortical dopaminergic system でのドパミン過剰

表 4-9　Yahr の分類 [9]

Yahr の重症度分類	生活機能障害度 （異常運動疾患調査研究班）
Stage Ⅰ：一側性障害で体の片側だけの振戦、固縮を示す。軽症例である。	Ⅰ度：日常生活、通院にほとんど介助を要さない。
Stage Ⅱ：両側性の障害で、姿勢の変化がかなり明確となり、振戦、固縮、寡動〜無動とも両側にあるため日常生活がやや不便である。	
Stage Ⅲ：明らかな歩行障害がみられ、方向変換の不安定など立ち直り反射障害がある。日常生活動作障害もかなり進み、突進現象もはっきりとみられる。	Ⅱ度：日常生活、通院に介助を要する。
Stage Ⅳ：起立や歩行など日常生活動作の低下が著しく、労働能力は失われる。	
Stage Ⅴ：介助による車いす移動または寝たきりとなる。	Ⅲ度：日常生活に全面的な介助を要し、歩行、起立不能。

表4-10 パーキンソン病の理学療法プログラム[10]

障害度	理学療法の目標	治療プログラム―機能・能力障害に対して―	補装具・家屋環境	社会的不利
初期: 身辺動作自立期 日常生活、通院にほとんど介助を要さない (Yahr stage Ⅰ～Ⅲ)	職業や主婦業など社会生活の継続 歩行を中心とした動作能力の維持	・立位バランス、平衡機能訓練 ・陰性化しやすい運動パターンの促通 ・歩行訓練(歩容指導や側方、後方、方向転換など応用歩行) ・スポーツなどを通じたaerobic conditioning ・パーキンソン体操の指導 ・デイケアサービスの利用	杖・靴型装具の検討段差解消 和式トイレの場合→(簡易)洋式化ベッドの導入 固めのマットレス軽量な掛布団	・疾患に対する正しい知識を持たせる→不安軽減、心理的支持 ・身障手帳の申請 ・患者団体の紹介
中期:要介助期 日常生活、通院に介助を要する (Yahr stage Ⅳ)	屋内での生活自立度を高め、介助量軽減を図る 廃用症候群の予防	・筋固縮に対する筋伸張訓練 ・抗重力筋活動の活性化 ・座位、立位バランス訓練 ・起居動作訓練 ・歩行訓練 ・呼吸訓練 ・顔面表情筋訓練 ・home ex.などによる日常運動量の確保→廃用助長因子の除去 ・起居、歩行、移乗動作などの動作方法や介助法指導 ・すくみ足対策 ・転倒による外傷予防―頭部保護帽の検討― ・腹臥位の指導	歩行器・車椅子 手すりの設置 浴室に手すりや滑り止めマット シャワーチェアを準備 補高便座 ポータブルトイレ	・厚生省特定疾患認定による医療費公費負担制度の活用
後期:全介助期 日常生活に全面的な介助を要する (Yahr stage Ⅴ)	二次的合併症の予防(拘縮・褥瘡など) 座位耐久性の向上 介護負担軽減	・2～3時間ごとの体位交換 ・ROM ex. ・座位保持、座位バランス移乗動作訓練 ・呼吸訓練	除圧用エアマットやフローテーションパッド	・在宅訪問看護、訪問リハ、ホームヘルプ・入浴サービスなどの利用 ・QOLの向上→日中無為に過ごさない工夫

ステージⅣでは室内でのADL低下予防として、座位、立位バランス訓練。
ステージⅤでは廃用症候群（褥瘡、拘縮、心肺機能や筋力低下）の予防として、良肢位保持（第4章1節）、関節可動域運動を行う（第3章2節）。

（3） 後縦靱帯骨化症の理学療法
1） 疾患概念
後縦靱帯骨化症（ossification of posterior longitudinal ligament；OPLL）とは、脊髄症の1つで脊椎の椎体後縁に沿って縦走する後縦靱帯が肥厚し骨化する病気である。骨化は頸椎に多くみられるが、まれに胸椎にもみられる。脊柱管は後縦靱帯骨化症によって前方から狭窄を生じ、脊髄や神経根が圧迫され麻痺などの症状を呈することになる（図4-10）。

本症の原因は不明だが、耐糖能異常を示す人に多いことが知られている。後縦靱帯の骨化は徐々に増大し、約70％の症例では骨化病変の長さも厚さも増大するため脊椎管は狭窄し、脊髄は障害を受けるに至る。長期的にみると脊髄麻痺の予後は不良である。

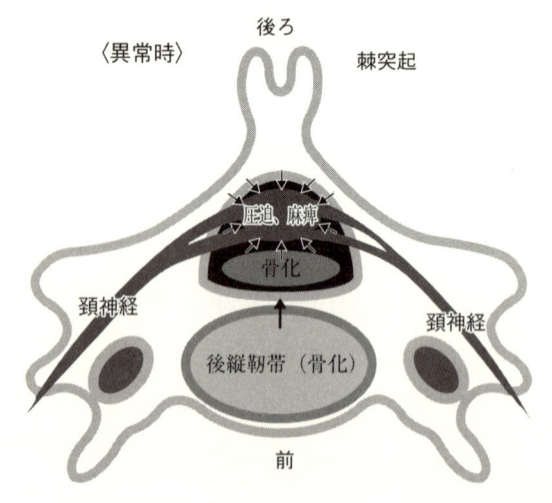

図4-10 脊髄や神経根が後縦靱帯骨化症によって前方から圧迫[11]

2） 後縦靱帯骨化症の特徴

後縦靱帯骨化症の発見頻度は2％といわれ、好発年齢は50歳代がもっとも多く、次いで60歳代、40歳代となり、30歳代未満の発症はきわめて稀とされている。性別では頸椎後縦靱帯骨化症は男性が女性の約2倍と多い。

項頸部のこわばりや傷みのほか、背部の圧迫感を訴える。頸椎の運動制限、頸部屈伸時に背部に走る電撃様疼痛などもみられる。手指の運動が制限され、身の回りの動作が困難となる。下肢でも運動障害がみられ、進行して最終的には歩行不能となる。

3） 後縦靱帯骨化症の診断、評価

X線像：頸椎単純撮影画像で、椎体後面に縦走りする骨化像をみる。

感覚、反射：表在感覚、腱反射亢進、病的反射、足クローヌス。

包括的評価として日本整形外科学会の頸髄症治療成績判定基準がある（表4-11）。

4） 症例報告

① 患者プロフィール

　氏名：K. T.、男性70歳、職業：元タクシー・トラック運転手、

　診断名：頸髄後縦靱帯骨化症、障害名：四肢麻痺、合併症：2型糖尿病

② 発　症

1999年、歩行中よく転倒するようになり、O病院に受診した。検査の結果、頸髄後縦靱帯骨化症と診断され手術を受けた。

③ 入院中の経過（1999年4月～10月）

　手術後、理学療法開始。プログラムは関節可動域訓練からはじめ、基本動作ができるようになったら理学療法室で歩行訓練を行った。

④ 通院中の経過（2000年～2009年現在）

　O病院退院後は当院に9年間通院する。身体活動量を週25エクササイズ（5METs×5時間）とし、運動機能を維持・向上することが理学療法の目的である。

　表4-12に運動機能の結果を記す。理学療法プログラムは、物理療法、自動・抵抗運動、階段昇降を週5回行う（K. T. さんの理学療法の流れ、写真4-1～写真4-11）。

表4-11　日本整形外科学会頚髄症判定基準（100点法）[12]

[該当項目がばらつく時は、低い（重症の）ほうをとる]

病　名 _____　手術日　年　月　日
患者氏名 _____　術　式 _____
カルテNo _____　術　者 _____
利き手　(右、左)

[運動機能]　(左右独立評価)

肩・肘機能（三角筋、上腕二頭筋筋力にて測定）

- 0：MMT 2 以下　肘疾患による障害を除く
- 2：MMT 3
- 3：MMT 4
- 4：MMT 5 (−) 耐久力の不足、脱力感
- 5：MMT 5

手指機能

- 0：食事動作はスプーン・フォークも使用不能、ボタンかけなどがまったく不能。
- 2：食事動作はスプーンかフォークでやっと可能。大きいボタンを見ながらやっと掛ける。
- 4：食事動作はスプーン・フォーク使用、ナイフ使用不能、かろうじて割箸の使用可能、紐を結ぶことはできるが解けない。
- 6：食事動作はナイフもやや困難であるが使用可能、割箸はほぼ普通に使える。大きいボタンは掛けられるが、Yシャツのボタンは困難。
- 8：食事動作はナイフ・フォークの扱いは自由、箸の使用は自由だがややぎこちない。細い紐の結び解き、Yシャツのボタン掛け外しはできるがぎこちない。
- 10：食事動作、紐結び、ボタン掛けすべて普通に可能

下肢機能（下肢機能は明らかな左右差がない限り、左右同点とする）

- 0：起立、歩行不能
- 2：つかまり立ち、歩行器歩行可能
- 4：松葉杖(1本杖)歩行可能、階段上昇可能、片足ジャンプ不能
- 6：平地杖なし歩行可能、階段昇降可能（下降時に必ず手すり必要）、片脚起立可能
- 8：平地では速歩可能、走ることは自信ない、階段下降はぎこちない、片足ジャンプ可能
- 10：正常、片足ジャンプ、歩行、階段昇降はスムーズ

[知覚機能]　(左右独立評価)

上肢体幹・下肢%（%は患者の自己評価による正常域に対する残存知覚の程度）

- 0 0：(0〜10%)　知覚脱失。しびれが強くて我慢できない。
- 3 3：(20〜40%)　何かに触れていることは分かるが、形状、質の識別は不可能。睡眠を妨げるしびれ。
- 5 5：(50〜70%)　触れていることも形状、質ともに識別可能、しかし感覚は半分ほどしかわからない。時に投薬を必要とする疼痛、しびれがある。
- 8 8：(80〜90%)　触覚はほぼ正常であるが、軽い痛覚鈍麻あり。軽いしびれはあるが、気にならない。
- 10 10：(100%)　正常で、しびれ、疼痛などもない。

[膀胱機能]

- 0：自排尿が不能、あるいは失禁。
- 3：やっと自排尿できる。常に残尿感があり、あるいはおむつが必要な失禁。
- 5：頻尿・尿線に勢いがない。時に失禁し、下着を汚すこともある。
- 8：膨満感は正常、排尿まで時間がかかる、頻尿。
- 10：膨満感、排尿ともに正常。

		点数	月 日	月 日	月 日	月 日	月 日	月 日
運動	肩・肘機能	R/L 5/5	/	/	/	/	/	/
	手指機能	10/10	/	/	/	/	/	/
	下肢機能	10/10	/	/	/	/	/	/
	小計	25/25	/	/	/	/	/	/
知覚	手　指	R/L 10/10	/	/	/	/	/	/
	体幹・下肢	10/10	/	/	/	/	/	/
	小計	20/20						
排尿	10	10						
	合計（改善率）	100						

第4章　疾患別理学療法　113

表4-12　K.Tさんの運動機能経過表

	歩行時間 (sec)	右握力 (kg)	左握力 (kg)	右膝伸展力 (kg)	左伸展力 (kg)	BI (score)
発症2年目	10.5	7	4	10.3	7.9	80
発症7年目	7.3	15	6	19.8	11.9	95

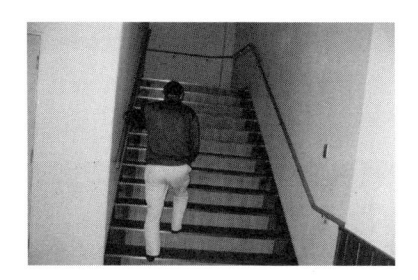

写真4-1　病院の階段（三階建て）

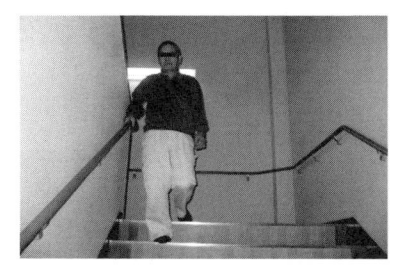

写真4-2　階段昇降20分

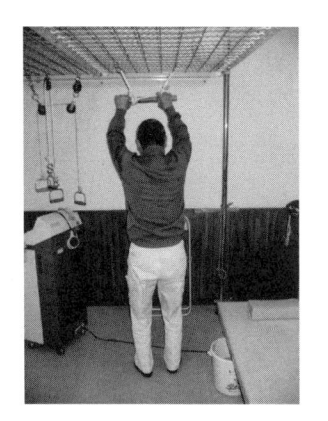

写真4-3　竹を持ってぶら下がり

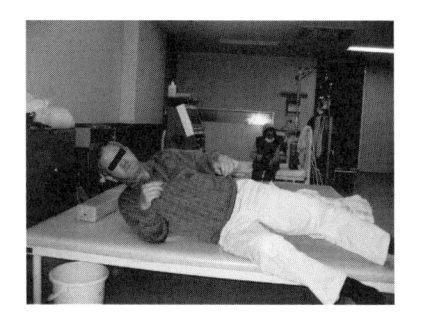

写真4-4　訓練台で物理療法20分

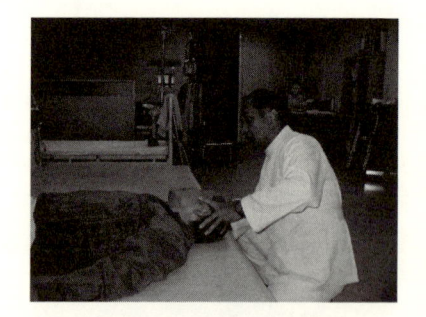

写真4-5　頸部の他動運動

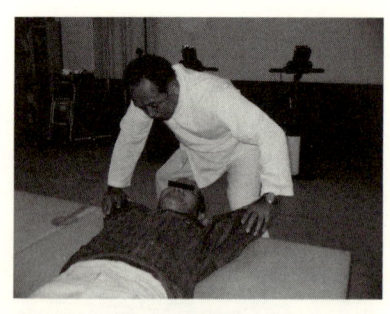

写真4-6　肩関節のストレッチ1

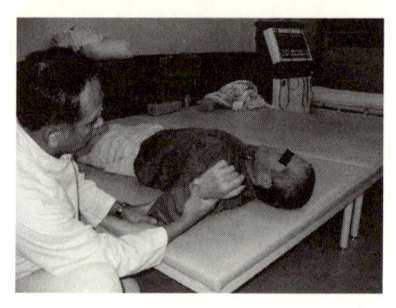

写真4-7　肩関節のストレッチ2

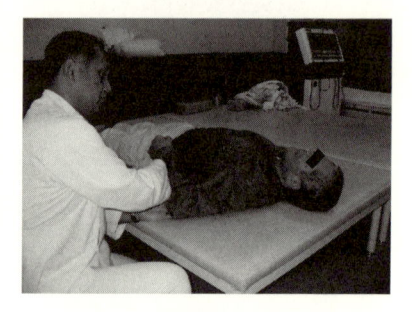

写真4-8　肩関節のストレッチ3

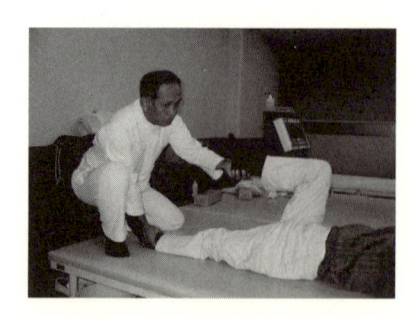

写真4-9　下肢筋の抵抗運動1

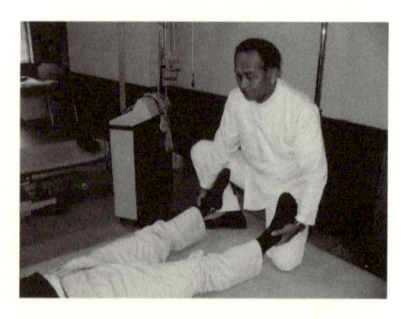

写真4-10　下肢筋の抵抗運動2

（4）腰　　痛
1）疾患概念

腰痛は、人類が二本足で立った宿命で一生のうちほとんどの人が腰痛を経験する。特に腰痛を訴える高齢者には、明らかな病理学的変化認められる場合とそうでない場合がある。病理学的変化が認められない場合、腰痛症として1つの疾患単位として扱う。器質的変化が認められない急性の腰痛の80〜90%は、特別な治療が行わなくても6週間以内に消失する。3か月を超えて痛みが持続する場合には、1年経ても痛み、機能障害が残存する。このような自然経過から急性（痛みが6週間以内に消失）、亜急性（痛みが6週間〜3か月で消失）、慢性（痛みが3か月以上持続）に分類される（表4-13）。

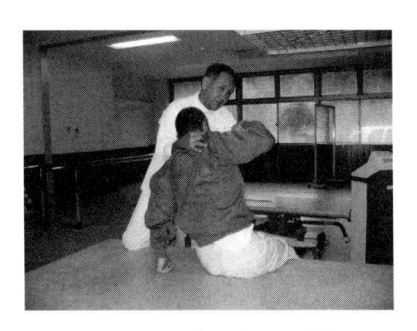

写真4-11　起き上がり訓練

表4-13　腰痛疾患分類（1987）[12]

①放散痛のない腰痛	⑥補助診断法を用いて神経根圧迫を認める腰痛
②下肢近位部に放散痛を伴う腰痛	⑦脊柱管狭窄症
③下肢遠位部に放散痛を伴う腰痛	⑧術後1か月から6か月までの状態
④放散痛と下肢神経症状を伴う腰痛	⑨6か月を経過した術後状態
⑤単純X線像で神経根圧迫を認める骨折、辷り症	⑩慢性疼痛症候群
	⑪その他の診断

2）腰痛の診断

腰痛の病理学的変化と関連性が明らかと考えられる疾患は、骨粗鬆症、すべり症、椎間板ヘルニア、脊柱官狭窄症などである。変形性脊椎症やぎっくり腰は病理学的変化と関連性が明らかでない（表4-14）。

3）腰痛の検査・評価

機能障害レベル：柔軟性（指尖床間距離　Fingertip Floor Distance: FFD）、体幹筋の持久力

　　（Kraus-Weberテスト）、表在・深部感覚、腱反射、筋萎縮（周計）

表 4-14　腰痛の種類 [12]

・変形性腰椎症、椎間関節症	腰椎の変形、骨棘形成、周辺の炎症反応による神経圧迫、痛み
・骨粗鬆症（圧迫骨折）	微小骨梁骨折の痛み、変形による神経の圧迫
・腰椎分離、すべり症	根治手術、椎弓固定術、コルセット
・椎間板ヘルニア	急激な腰痛、根症状（坐骨神経痛、運動、知覚麻痺）
・筋・筋膜性腰痛	運動労作後の発症多し
・腰椎捻挫（ギックリ腰）	重量物、急な運動による腰椎部の筋、靱帯の断裂。神経痛はない。
・脊椎管狭窄症	先天性または後天的変形で腰痛より間歇性跛行が特長。椎弓切除術。

椎間板ヘルニアの高位検査：

　神経根 L2～4　大腿神経伸展テスト（Femoral Nerve Stretch Test : FNST）、

　神経根 L5～S1 下肢伸展挙上テスト（Straight Leg Raise Test : SLRT）

　痛みの程度10cmの直線上に書いてもらう：（Visual Analogue Scale : VAS）

能力障害レベル：包括的評価尺度（表4-15）

4）腰痛の実際

腰痛の基本戦略は、急性期には、鎮痛と身体機能の回復を目的とした安静、薬物、物理療法、装具、慢性期には、腰痛の再発防止と身体活動性の改善を目的とした運動療法（図4-12）、患者の疾病行動の変容を促す（図4-13）。

図4-11に理学療法が開始される急性期から維持期までの脳卒中理学療法の流れを示す。

（5）変形性膝関節症の理学療法

1）疾患概念

変形性関節症 [14] は、老化に伴う滑膜関節の退行性病変で、疼痛、腫脹、変形を来す。膝関節に好発し65歳以上では変形性膝関節症の有病率は60～90％に及ぶ。

変形性関節症は、発症の原因不明の1次性と外傷、骨系統疾患、代謝性疾患などの原因により発症した2次性とに分けられる。

2）変形性膝関節症の分類

関節症は、内側大腿脛骨関節、外側大腿脛骨関節、膝蓋大腿関節の3つに分類される（図4-14）。日本人は内側型が圧倒的に多い。内側型で内側関節裂隙の狭小化が進むと内反変形（O脚）を来し、外側型で外側関節裂隙の狭小化が進む

表4-15　腰痛疾患治療成績判定基準[12]

I. 自覚症状	(9点)
A. 腰痛に関して	
a. まったく腰痛はない	3
b. 時に軽い腰痛がある	2
c. 常に腰痛があるか、あるいは時にかなりの腰痛がある	1
d. 常に激しい腰痛がある	0
B. 下肢痛およびシビレに関して	
a. まったく下肢痛、シビレがない	3
b. 時に軽い下肢痛、シビレがある	2
c. 常に下肢痛、シビレがあるか、あるいは時にかなりの下肢痛、シビレがある	1
d. 常に激しい下肢痛、シビレがある	0
C. 歩行能力について	
a. まったく正常に歩行が可能	3
b. 500m以上歩行可能であるが疼痛、シビレ、脱力を生じる	2
c. 500m以上の歩行で痺痛、シビレ、脱力を生じ、歩けない	1
d. 100m以上の歩行で疼痛、シビレ、脱力を生じ、歩けない	0

II. 他覚所見	(6点)
A. SLR（tight hamstringを含む）	
a. 正常	2
b. 30～70°	1
c. 30°未満	0
B. 知覚	
a. 正常	2
b. 軽度の知覚障害を有する	1
c. 明白な知覚障害を認める	0
［注1：軽度の知覚障害とは患者自身が認識しない程度のもの］	
［注2：明白な知覚障害とは知覚のいずれかの完全脱出、あるいはこれに近いもので患者自身も明らかに認識しているものをいう］	
C. 筋力	
a. 正常	2
b. 軽度の筋力低下	1
c. 明らかな筋力低下	0
［注1：被検筋を問わない］	
［注2：軽度の筋力低下とは、筋力4程度をさす］	
［注3：明らか筋力低下とは、筋力3以下をさす］	
［注4：他覚所見が両側に認められる時はより障害度の強い側で判定する］	

III. 日常生活動作　(14点)

	非常に困難	やや困難	容易
a. 寝がえり動作	0	1	2
b. 立ち上がり動作	0	1	2
c. 洗顔動作	0	1	2
d. 中腰姿勢または立位の持続	0	1	2
e. 長時間座位（1時間ぐらい）	0	1	2
f. 重量物の挙上または保持	0	1	2
g. 歩行	0	1	2

IV. 膀胱機能	(-6点)
a. 正常	0
b. 軽度の排尿困難（頻尿、排尿遅延、残尿感）	-3
c. 高度の頻尿困難（失禁、尿閉）	-6

［注1：尿路疾患による排尿障害を除外する］

V. 満足度（参考）
　a. とってもよかった
　b. よかった
　c. かわらない
　d. やらないほうがよかった

VI. 精神状態の評価（参考）
　a. 愁訴の性質、部位、程度など一定しない
　b. 痛みだけでなく機能的に説明困難な筋力低下、痛覚過敏、自律神経系変化を伴う
　c. 多くの病院あるいは多数科を受診する
　d. 手術に対する期待度が異常に高い
　e. 手術の既往があり、その創部痛のみを異常に訴える
　f. 異常に長く（例えば、1年以上）、仕事を休んでいる
　g. 職場、家庭生活で問題が多い
　h. 労災事故、交通事故に起因する
　i. 精神科での治療の既往
　j. 医療訴訟の既往がある

図4-11　腰痛の治療[5]

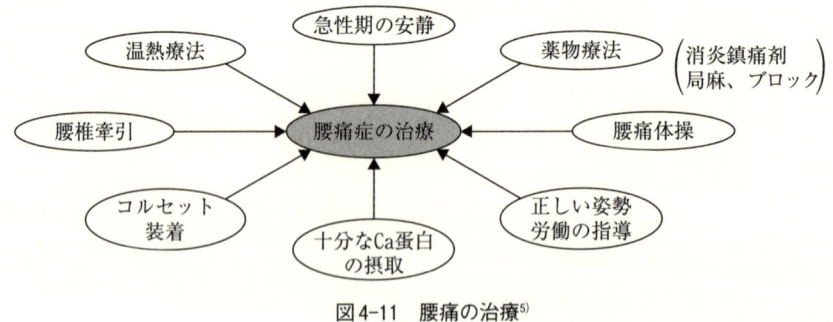

腰痛症の治療
- 急性期の安静
- 温熱療法
- 薬物療法（消炎鎮痛剤、局麻、ブロック）
- 腰椎牽引
- 腰痛体操
- コルセット装着
- 十分なCa蛋白の摂取
- 正しい姿勢労働の指導

①腰椎の前弯を減少させる。
②腹筋を強化して腰椎周囲の負担を軽減。
③腰椎周囲の柔軟性の回復。

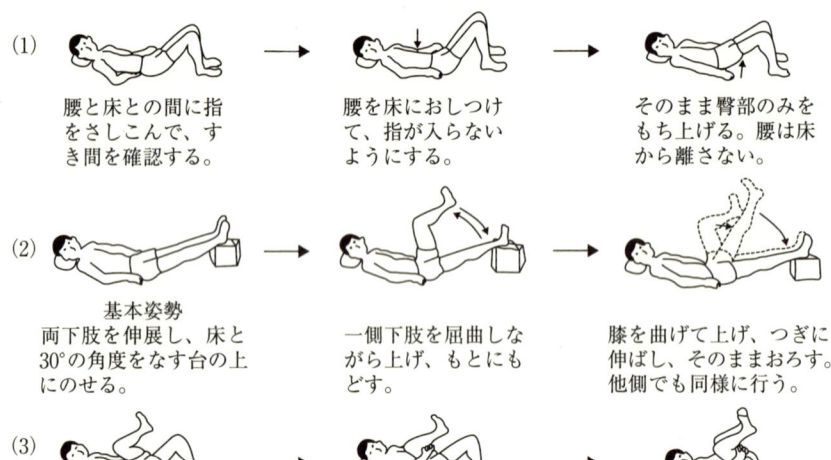

(1) 腰と床との間に指をさしこんで、すき間を確認する。→ 腰を床におしつけて、指が入らないようにする。→ そのまま臀部のみをもち上げる。腰は床から離さない。

(2) 基本姿勢　両下肢を伸展し、床と30°の角度をなす台の上にのせる。→ 一側下肢を屈曲しながら上げ、もとにもどす。→ 膝を曲げて上げ、つぎに伸ばし、そのままおろす。他側でも同様に行う。

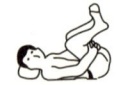

(3) 片足ずつ交互に膝を胸に近づける。→ 膝を両手で抱きかかえて、胸に近づける。→ 両膝を両手で抱きかかえて胸に近づける。

図4-12　腰痛体操[5]

第4章 疾患別理学療法　119

1）椅子への腰かけ方

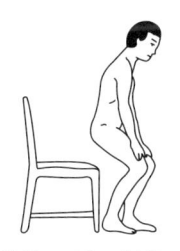

片足を十分後にひき、軀幹の軽い前屈にあわせて両下肢をスムーズに屈伸して立ち、坐りする。

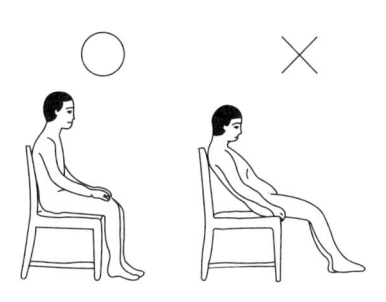

膝股関節は90°屈曲位が良い。軀幹の強い屈伸や体重が腰仙部にかかる姿勢は不可。

2）坐り方（あぐら坐り）

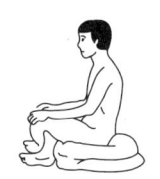

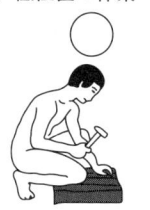

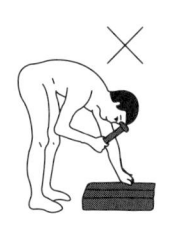

あぐらは腰椎が前屈するので、二つ折りの座布団で殿部を高くする。正坐が最も腰の負担は少ない。

3）低位置の作業

一側の足を後方に引き、重心と作業軸を近づける。

軀幹の前屈は腰仙部への負担が大きい。

4）荷物挙上作業

荷物を体の重心線に近くもってきて、背すじを伸ばしてから下肢の力で持ちあげる。

背すじを曲げたり、荷物を離して持たない。荷物の負担がすべて脊柱の伸筋にかかる。

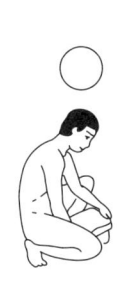

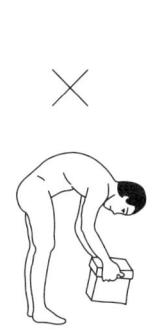

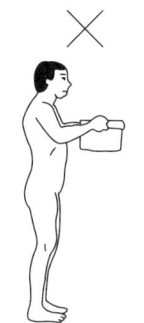

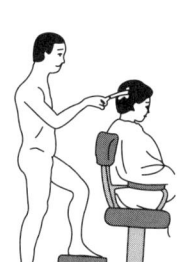

5）長時間立位作業

片足を台に乗せて、腰椎前弯を少なくする。

図4-13　日常生活での疾病行動変容[5]

分類	関節裂隙狭小化や閉鎖の認められる部位*			膝数	%
	内側部	外側部	膝蓋部		
初期型	(−)	(−)	(−)	376	30.3
内側部	(+)	(−)	(−)	520	41.9
内側・膝蓋型	(+)	(−)	(+)	244	19.6
内側・外側型	(+)	(+)	(−)	10	0.8
外側型	(−)	(+)	(−)	35	2.8
外側・膝蓋型	(−)	(+)	(+)	7	0.6
膝蓋型	(−)	(−)	(+)	26	2.1
	(+)	(+)	(+)	24	0.9
合計				1,242	100

*片脚立位でのX線像で、関節裂隙の狭小化（3mm以下）が認められた部位を（+）、認められない部位を（−）とする（外来患者の変形性膝関節症1,242膝の調査による）。

図4-14 膝痛の病型把握[12]

と外反変形（X脚）を来す。

3）変形性膝関節症の検査・評価

機能障害レベル：ROM、MMT、膝周計

　内反膝：両足をそろえた姿勢で、両膝間の距離である大腿内側顆間距離が2横指以上有るもの。大腿脛骨角（Femoro-tibial angle：FTA）は、180°以上となる（X線写真で判定する）。

　外反膝：内反膝の反対で、両膝を接触させて起立したとき両足の内果が互いに離れる。リウマチ等でみられる。FTAは、166°以下となる。

　膝関節内の液貯留をみるテスト：膝伸展位で大腿四頭筋の力を完全に抜かせ、検者は一方の手掌を膝蓋上包部に広く押し当ててそこに貯留した液を下へ押しやる。

　膝蓋跳動（flaoting patella）を感じれば腫脹あり。

能力障害レベル：包括的評価尺度（表4-16）

4）変形性膝関節症の実際

治療の基本は、鎮痛と消炎を目的とした保存療法（安静、薬物、物理療法、運動療法、装具）（表4-17）とアライメントと身体機能の回復を目的とした外科的療法（脛骨高位骨切術、全人工関節置換術（Total Knee Arthroplasty：TKA）など）がある。

表4-16　変形性膝関節症治療成績判定基準[12]

術前・術後　病院名：＿＿＿＿＿＿	記入者氏名：＿＿＿＿＿	記入年月日：　年　月　日
カルテ番号：＿＿＿　患者氏名：＿＿＿＿	手術名：＿＿＿＿＿＿	手術年月：　年　月　日
性別：男・女　年齢：＿＿歳　体重：＿＿kg	住所：＿＿＿＿＿＿	TEL：＿＿＿＿＿

		右	左
疼痛・歩行能	1km以上歩行可、通常疼痛はないが、動作時たまに疼痛あってもよい	30	30
	1km以上歩行可、疼痛あり	25	25
	500m以上、1km未満の歩行可、疼痛あり	20	20
	100m以上、500m未満の歩行可、疼痛あり	15	15
	室内歩行、または100m未満の歩行可、疼痛あり	10	10
	歩行不能	5	5
	起立不能	0	0
疼痛・階段昇降能	昇降自由・疼痛なし	25	25
	昇降自由・疼痛あり、手すりを使い、疼痛なし	20	20
	手すりを使い・疼痛あり、一歩一歩・疼痛なし	15	15
	一歩一歩・疼痛あり、手すりを使い一歩一歩・疼痛なし	10	10
	手すりを使い一歩一歩・疼痛あり	5	5
	できない	0	0
屈曲角度および強直高度拘縮	正座可能な可動域	35	35
	横座わり・胡座可能な可動域	30	30
	110°以上屈曲可能	25	25
	75°　〃	20	20
	35°　〃	10	10
	35°未満の屈曲、または強直、高度拘縮	0	0
腫脹	水腫・腫脹なし	10	10
	時に穿刺必要	5	5
	頻回に穿刺必要	0	0

総計

患者の満足度	とてもよかった	よかった人にすすめる	よかった人にすすめるほどではない	わからない	やらないほうがよかった
右					
左					

特記事項

	右	左
疼　痛	無・軽・中・激	無・軽・中・激
可動域	～	～
実側角度	強　直	
	自動伸展不全	
	内・外反	
動揺	側　方	
	前　後	
大腿周径	5cm	cm	cm
	10cm	cm	cm
	時　々		
	常　用		

装具	一本杖	二本杖	車椅子
	時　々		
	常　用		

10m歩行速度　　　　　秒

	右	左
立位FTA		
臥位FTA		
X線像　関節裂隙	狭小・消失	狭小・消失
骨　棘		
骨硬化		
亜脱臼		
骨欠損		

患者の印象

```
食事療法          運動療法              温熱療法
              全身的      局所的      ホットパック
  1000cal    水中内歩行、水泳  大腿四頭筋訓練   パラフィン浴
    〜       マット運動    可動域増大訓練   超短波照射
  1500cal    自転車              入浴
    ↓         ↓         ↓         ↓
  減量効果             
                        
  補装具      → 負荷の軽減 → 局所膝効果 ←  薬物療法
 (膝装具、足底板、杖)                    手術療法
```

大腿四頭筋のトレーニング法

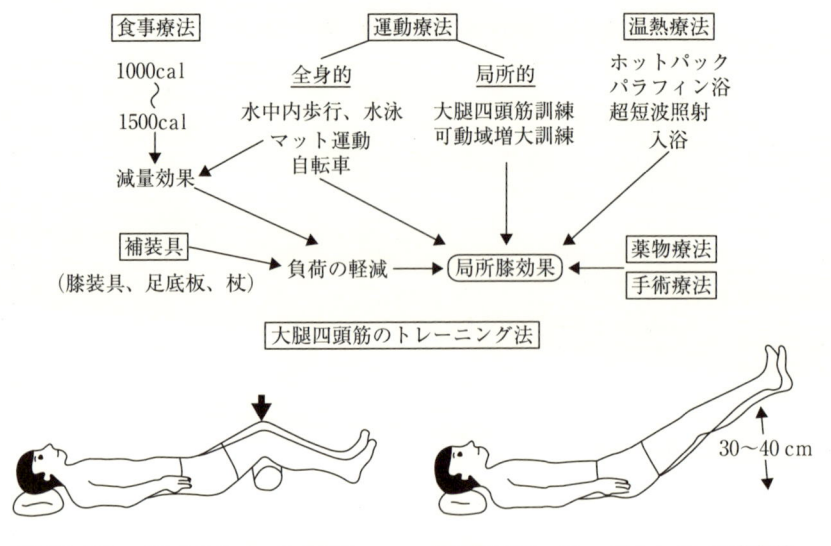

膝下に小枕、バスタオルロールを置き、それを圧縮するように膝を強く伸展して5秒持続、5秒休止を10〜20回。

両下肢を30〜40cm挙上し15〜20秒保持、20秒休止を7〜10回。1日3〜5回繰り返す。

図4-15　膝関節症のリハビリテーション[5]

表4-17　膝関節症のリハビリテーション[13]

①膝への負担を減らすために体重減少
②大腿四頭筋の強化訓練、ROM訓練
③補装具：杖、膝サポーターの利用、足低板（O脚、X脚の是正）
④正座、和式便所の禁止
⑤温熱療法：ホットパック、入浴（温泉）、超短波とその後のROM訓練

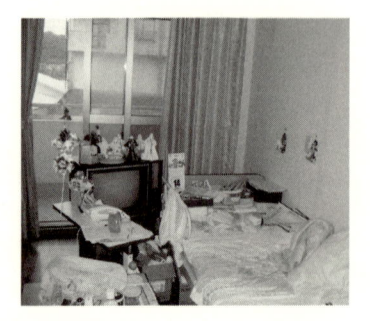

写真4-12　N.Sさんの部屋

5）患者に対する生活指導

① 免荷のため杖、歩行器を進める。
② 生活の中で運動を取り入れる。
③ 洋式の生活に変える（畳の生活は膝の負担がかかる）。

事例　氏名：N.S、女性78歳、変形性膝関節症（両膝）

毎日、2階の軽費老人ホームから歩行車で1階リハ室まで降りて訓練する。

(6) 関節可動域制限の理学療法
1) 疾患概念
　関節可動域制限は、拘縮と強直に分類される。拘縮とは、皮膚、筋、結合組織などの収縮や癒着により、他動的な関節運動が制限されている状態で、強直とは、関節を構成する組織（関節軟骨、骨、関節包、靱帯など）により、他動的な関節運動が制限されている状態をいう。拘縮の原因には、痙性麻痺によるもの、骨折後の長期ギプス固定、疼痛による反射性筋緊張、外傷による萎縮などがある。強直の原因には、関節炎、長期臥床による関節面の癒着、開放創後の化膿などがある。

2) 可動域によるADLの機能肢位
　理学療法士は、関節可動域訓練をする上で主な関節の可動域によるADLの機能肢位を知ることが重要である。肩甲上腕関節の機能肢位は20～30度外転位、軽度屈曲、内旋位で、食事や整容動作に適する。肘関節の機能肢位は60～80度屈曲位で、この肢位では、肩関節の運動により手指を頭、顔につけることができる。前腕の機能肢位は、回内・回外中間位で、この肢位では、肩関節の運動により手指を頭、顔につけることができる。回内制限では物の取り上げや書字動作が困難で、回外制限では洗面や物の保持動作が困難となる。手・手指の機能肢位は手関節軽度背屈位で、母指は掌側外転・屈曲、他の四指は各関節で軽度屈曲である。指節関節のわずかな動きにより物の把握やリモコン操作ができる。股関節の機能肢位は30～45度屈曲位で、内外旋中間位、内外転中間位である。膝関節の機能肢位は15度屈曲位で、歩行、階段昇降に適した肢位である。足関節の機能肢位は底背屈中間位で、内反尖足位拘縮では歩行時、反張膝の助長やつまずきの原因となる[17]。

3) 理学療法評価の種類
　治療手技（manual therapy）では、関節や軟部組織の障害を評価するのに、図4-16のような検査により機能異常のある組織を同定する。次に神経緊張検査、腱反射、病的反射、知覚検査、触診などにより詳細な評価を実施していく[18]。

```
運動学の分野              理学療法評価の種類
  骨運動学       ┌→ 自動運動検査（Active movements test）
(Osteokinematics) ├→ 他動運動検査（Passive movements test）
                 └→ 等尺性抵抗運動検査（Resisted isometric movements test）

  関節運動学     → 関節副運動検査    ┌→ 離開（Distraction）
(Arthrokinematics) (Joint mobility tests) ├→ 圧迫（Compression）
                                        └→ 滑り（Slide）
```

＊1 患者自身が随意的にはできない関節包内の運動をいい、構成運動と関節の遊びに分けることがある。①構成運動：自動運動に伴って生じる関節包内の運動をいう。たとえば肩関節を自動的に外旋するときには上腕骨頭が前方へ滑るし、膝を伸展する際には脛骨が前へ滑ると同時に外旋する運動である。ただし副運動と同意語として用いることもある。②関節の遊び：関節のゆるみの肢位で生じる関節包内の運動である。やはり患者自身が随意的に動かすことができない、離開、圧迫、滑り、転がり、軸回旋を含んでいる。
＊2 関節包内の「滑り」運動について、運動学的に運動そのものを示す場合は"Slide"、臨床で他動的に「滑り」を評価する場合"Glide"という語を用いることが多い。

図4-16　運動学の分野と理学療法評価[15]

4）症例報告

① 患者プロフィール

氏名：T. T.、男性40歳、職業：郵政職員、診断名：右肘関節後方脱臼、右橈骨頸部骨折、右橈骨遠位端骨折、障害名：関節可動域制限

② 発　症

2007年2月4日、パラグライダーにて5mの高さより着地に失敗し上記受傷しO病院に入院し手術を施行した。右橈骨頸部骨折に対してはプレート固定、右橈骨遠位端骨折には経皮鋼線刺入固定術、右肘内側側副靱帯損傷には靱帯縫合術を行う。

③ 入院中の経過（2007年2月4日～3月27日）

手術後、3週間でギプス除去し理学療法開始。プログラムは手指・肘関節の可動域訓練。

④ 通院中の経過（2007年4月6日～9月28日）

O病院退院後は当院に6か月通院する。重度な拘縮のため次の手技を用いた（図4-17）。

強擦法（friction massage）：術後や外傷後の瘢痕、癒着の改善。

揉捏法（Kneading）：手掌や手根部を治療部位にあて、圧を加えながら円を描く。

離開（distraction）、滑り（gliding）：制限のある部位や他の部位の関節面

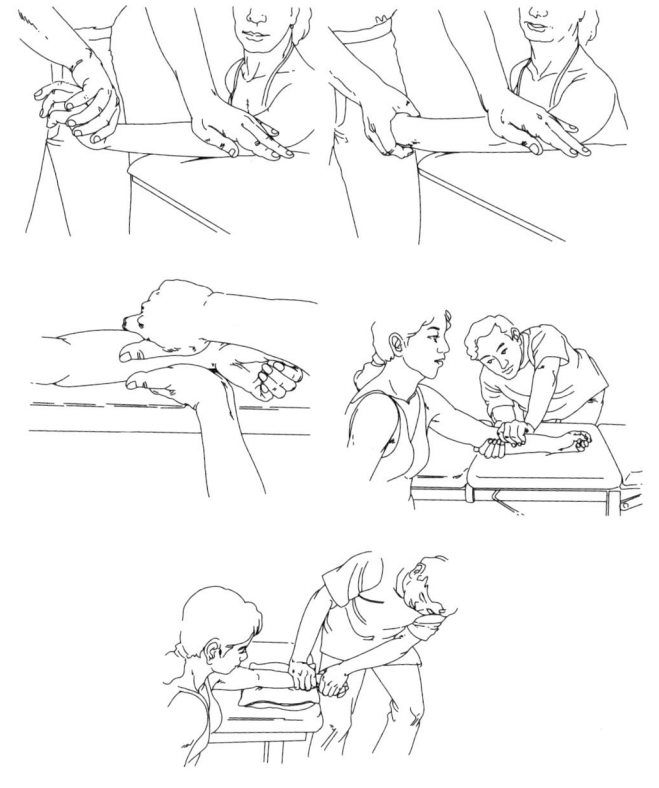

図4-17　重度な拘縮の手技[14]

を引き離す。
　当院では7か月間治療手技を施行し、結果は表4-18の通りである。関節可動域制限はかなり改善し職場復帰ができた。

① 強擦法（friction massage）：術後や外傷後の瘢痕、癒着の改善。
② 揉捏法（Kneading）：手掌や手根部を治療部位にあて、圧を加えながら円を描く。
③ 離開（distraction）、滑り（gliding）：制限のある部位や他の部位の関節面を引き離す。

表4-18 T.Tさんの経過表

	右握力 (kg)	左握力 (kg)	回外 (度)	回内 (度)	肘屈曲 (度)	肘伸展 (度)
発症2か月	5	40	-30	70	90	-25
発症7か月	40	45	20	90	120	-5

文 献

1) 尾谷寛隆:知っておきたい理学療法評価のポイント、PTジャーナル42 (4)、323-327、2008
2) 千田富義他:リハ実践テクニック—脳卒中、メジカルビュー社、2007
3) 太田富雄他: 意識障害の新しい分類試案、数量的表現 (Ⅲ群3段階方式) の可能性について、脳神経外科2、623-627、1974
4) Schmidt RF編、内薗耕二ほか訳:神経生理学、金芳堂、1981
5) 田中信行他編:老人の看護とリハビリテーション、斯文堂、1999
6) 厚生省特定疾患・神経変性疾患調査研究班 (班長:柳澤信夫)、1995年研究報告書
7) 田崎義昭他編:ベッドサイドの神経の診かた、南山堂、1984
8) 山永裕明他:疾患と処方のポイント—パーキンソン病、臨床リハ1 (2)、138-142、1992
9) 山永裕明他:在宅リハビリテーションの実際—パーキンソン病、総合リハ29 (11)、1021-1027、2001
10) 石川 斎他編:図解 理学療法技術ガイド、文光堂、1997
11) 患者の立場からの頸椎後縦靱帯骨化症、http://www.geocities.jp/drkhg/opll/opll-1.html
12) 岩谷 力他編:運動障害のリハビリテーション、南江堂、2002
13) 清水直史他編:伴脚下肢挙上訓練による変形性膝関節症の治療、整形外科42、646-654、1991
14) Lawrence J. S. et al, Osteo-arthritis preverence in the population between symptoms and X-ray changes ANN. Rheum Dis 25 : 1-4, 1966
15) 奈良 勲他編:系統別治療手技の展開、協同医書出版社、1999
16) 厚労省特定疾患対策の治療対象疾患として認定されるのは、Yahrのstage Ⅲ、生活機能障害度Ⅱ度以上である。(島田康夫、他:パーキンソン病の診断・治療・生活の手引、厚生省特定疾患・変性性神経疾患調査研究班、1982より引用、一部改変)
17) 日本整形外科学会評価基準・ガイドライン・マニュアル集、第3版、日本整形外科学会、東京、1999
18) 日本整形外科学会評価基準・ガイドライン・マニュアル集、第3版、日本整形外科学会、東京、1999

第5章　疾患別研究紹介

本章では疾患ごとの理学療法の理解を深めるために、先行研究を要約して掲載する。

第1節　脳卒中片麻痺患者の運動能力と日常生活活動に及ぼす運動継続の影響[12]

【緒　言】

厚生労働省の統計[1]によると脳卒中が原因で入院あるいは通院中の患者は150万人前後で、人口比約1.2％を占める。奄美市笠利の脳卒中片麻痺患者（以下；片麻痺患者）は86名で人口比は国と同様である。坂井ら[2]は、片麻痺患者において寝たきり予防の観点から継続的にリハビリテーションを受けることが望ましいと指摘している。しかしこれまでの研究は、4～10週間運動プログラムを実践し改善がみられたという報告[3][4][5]である。長期間にわたり縦断的に片麻痺患者を調査したものは、寺西ら[6]の系統的レビューによると、海外で2件あったのみである。

片麻痺患者は、非活動的な日常生活を送っている場合が多い[2]。そのために筋骨格系の廃用性萎縮の進行、身体活動量の低下という悪循環により寝たきりまたは再発という事態になりかねない。これらのことより木村[7]は、片麻痺患者の身体活動量の維持・向上を目的とした運動プログラム（筋力、平衡性、敏捷性、歩行能力）を積極的に取り入れなければならないと報告している。

今回我々は、片麻痺患者（10名；継続群、10名非継続群）を対象に、運動介入を実施しその1年後、3年後、5年後に運動能力（握力、膝伸展力、最大歩行

速度）とバーセルインデックス（Barthel Index: BI）に及ぼす影響を検討したので報告する。

【方　法】
(1) 対　　象

調査の対象者は、奄美市笠利国保診療所に2001年4月～2006年3月の間に通院した片麻痺患者20名（10名：継続者群、10名：非継続者群）とし、各群の特性は表5-1に示す。運動を週3～5回5年間継続して行った者を継続者群とし、1年間で運動を中断し、以後は3年後、5年後に測定のみ実施した者を非継続者群とした。1回の運動時間は30分で内容は上下肢の自他動運動と室内歩行である。なお本研究の趣旨については十分な説明の後に同意を得た。

表5-1　対象者の特性

	継続者群 (n=10)	非継続者群 (n=10)
年齢（歳）	73.5±8.9	77.5±7.8
身長（cm）	153.2±10.1	150.7±8.4
体重（kg）	57.6±10.3	53.9±7.8
BMI	24.4±2.5	23.8±3.7
収縮期血圧（mm/Hg）	135.0±10.3	137.0±1.5
拡張期血圧（mm/Hg）	78.7±7.2	76.2±11.0
罹病期間（年）	9.8±3.9	7.2±1.5
上肢ステージ	4.5±1.5	4.2±1.3
下肢ステージ	5.0±0.8	5.0±0.4
右片麻痺（n）	7	6
左片麻痺（n）	3	4
脳梗塞（n）	8	8
脳出血（n）	2	2
杖なし（n）	4	2
杖あり（n）	6	8
運動性失語症（n）	1	1

AVE±SD　（2001年度）

(2) 測定項目

　形態測定には身長・体重・Body Mass Index（以下：BMI）を、運動能力テストは以下の3項目を測定した。1握力はスメドレー式握力計（松宮医科精器製 SPR_651）を用い、健側・患側の両方を1回ずつ測定して求めた。2膝伸展力は徒手筋力測定機器（OG技研社製 GT-310）を用いた。被験者を膝関節90度の椅座位とし測定器のアプリケーターを内外果近位端前面に当てた。そこで被験者自らが伸展するmakeテスト[8]により、健側・患側の両方を1回ずつ測定して求めた。3最大歩行速度は16mの歩行路を裸足でできるだけ速く歩くように指示したときの中間10mに要した時間から算出した。最大歩行は2回繰り返し、いずれか速い方を測定値とした。被験者のうち14名は杖や補装具を使用して測定した。日常生活テストの指標にはバーセルインデックス[9]（Barthel Index: BI）を用いた。運動能力、日常生活テストは訓練開始1年後、3年後、5年後の3回測定した。

(3) データの分析方法

　継続者群、非継続者群それぞれの測定値に対して、経時的な変動にはFriedman検定を用い、訓練開始1年後、3年後、5年後における個々の年の比較は対応のあるt検定を用いた。また継続者群、非継続者群それぞれの測定値の変化を調べる目的で測定値の訓練開始1年後の平均値に対する割合を調べた。統計学上の有意水準はいずれも5%未満とし、解析にはStatView5.0（Windows版）を用いた。

【結　果】

　継続者群、非継続者群それぞれの測定値における平均値と標準偏差を訓練開始1年後、3年後、5年後の3期に分けて表5-2-1、表5-2-2に示した。Friedman検定の結果、継続者群のすべての測定値において年度間に有意な低下が見られなかったが、非継続者群ではすべての測定値で1年後と3年後、1年後と5年後、3年後と5年後の間で有意な低下が見られた（$p<0.05$）。

　継続者群、非継続者群の訓練開始1年後の測定値の平均値に対する割合を表5-3-1、表5-3-2に示した。継続者群の膝伸展力（患側）とBIは数%低下したが、

表 5-2-1　各測定値の縦断的変化（継続者群）

	N	1年後	3年後	5年後	p値
握力					
患側 (kg)	10	7.40 ± 9.84	7.40 ± 8.07	7.50 ± 6.96	−
健側 (kg)	10	15.40 ± 10.66	15.90 ± 10.48	17.00 ± 9.75	−
膝伸展力					
患側 (kg)	10	8.07 ± 4.66	8.04 ± 4.16	7.83 ± 5.00	−
健側 (kg)	10	14.30 ± 5.01	14.71 ± 5.26	14.61 ± 7.01	−
最大歩行速度 (m/s)	10	0.79 ± 0.49	0.82 ± 0.45	0.79 ± 0.44	−
BI (点)	10	85.5 ± 18.32	83.0 ± 20.97	79.5 ± 23.14	−

表 5-2-2　各測定値の縦断的変化（継続者群）

	N	1年後	3年後	5年後	p値		
握力							
患側 (kg)	10	9.45 ± 6.90	6.70 ± 5.79	4.50 ± 4.64	1年後＞3年後**	3年後＞5年後**	1年後＞5年後**
健側 (kg)	10	15.50 ± 43.61	11.75 ± 5.84	7.90 ± 4.63	1年後＞3年後***	3年後＞5年後**	1年後＞5年後**
膝伸展力							
患側 (kg)	10	9.31 ± 4.21	6.93 ± 2.99	4.85 ± 2.25	1年後＞3年後**	3年後＞5年後**	1年後＞5年後**
健側 (kg)	10	12.40 ± 4.98	9.80 ± 4.39	7.48 ± 3.46	1年後＞3年後*	3年後＞5年後**	1年後＞5年後**
最大歩行速度 (m/s)	10	0.86 ± 0.59	0.63 ± 0.44	0.45 ± 0.37	1年後＞3年後**	3年後＞5年後*	1年後＞5年後**
BI (点)	10	78.5 ± 18.86	60.50 ± 22.66	44.50 ± 29.85	1年後＞3年後**	3年後＞5年後**	1年後＞5年後**

*p＜0.05、**p＜0.01、***p＜0.001

　その他の測定値は5年後もわずかではあるが改善がみられた。非継続者群のすべての測定値は、約40～50％低下した。

表 5-3-1 各測定値の変化率（継続者群）

	1年後	3年後	5年後
握力			
患側（kg）	100	100	101.4
健側（kg）	100	103.3	110.4
膝伸展力			
患側（kg）	100	99.6	97.0
健側（kg）	100	102.9	102.2
最大歩行速度（m/s）	100	103.8	100
BI（点）	100	97.1	93.0

表 5-3-2 各測定値の変化率（非継続者群）

	1年後	3年後	5年後
握力			
患側（kg）	100	70.9	47.6
健側（kg）	100	75.8	50.9
膝伸展力			
患側（kg）	100	74.4	52.1
健側（kg）	100	79.0	60.3
最大歩行速度（m/s）	100	73.3	52.3
BI（点）	100	77.1	56.7

【考察】

片麻痺患者（10名；継続者群、10名：非継続者群）を対象に、運動介入を実施し1年後、3年後、5年後に運動能力（握力、膝伸展力、最大歩行速度）とバーセルインデックス（Barthel Index: BI）に及ぼす影響を検討した。その結果、継続者群の運動能力、BIは有意な低下が見られなかったが非継続者群ではすべての測定値で有意な低下が見られた。

古名ら[10]は健常な高齢者734名（65〜89歳）を対象に運動能力の加齢変化を調べた。70〜74歳代を100％としたときの75〜79歳代の運動能力は、握力で14％、最大歩行速度で6％の減少があったと報告している。本研究の非継続者群の握力と最大歩行速度の5年間の変化率は、古名らと比べそれぞれ約3.6倍、約8倍低下した。坂井ら[2]が片麻痺患者14名（平均；年齢63歳、発症からの経過7年）を対象に訓練開始時と半年後に測定した運動能力（平均値：患測握力9.2→11.1kg、患測膝伸展力7.4→9.5kg、最大歩行速度32→35m/min）は改善があり、横川ら[5]は片麻痺患者20名（平均；年齢65歳、発症からの経過2〜3か月）を対象に訓練開始時と2か月後にBI（平均値；歩行自立群100→100点、歩行介助群38→60点）を測定した結果、歩行介助群において改善があったとしている。

これらはいずれも短期間で片麻痺患者の運動機能が改善した報告であるが、本研究での片麻痺患者における運動機能は5年間経過しても継続すれば維持し、中断すれば急激に低下することが示唆された。

今回、非継続者群が1年以内で運動を中断した主な理由は通院するアクセスにある。以前は診療所から遠距離に居住している者でもデイサービスの送迎車を利用して通院できたが、2年目以降福祉と医療の併用ができなくなったからである。他の理由として、片麻痺患者など肢体不自由のある者は、ネガティブ傾向があり身体活動への参加が消極的であることも考えられる。

寺西ら[6]は、片麻痺患者の歩行改善の帰結を表すパラメータにはさまざまな側面が存在し、発症後の時間経過とともに、併存疾患などの変数が加わり問題を複雑にしていると指摘している。村上ら[11]が一般住民にウォーキング継続化への働きかけを、行動変容技法を適用し3か月間行ったところ、その後の追跡調査でウォーキングを実施した者は36％しかいなかった。また、健康づくりの運動プログラムを市民に提供しても参加するのは全人口の0.3％に過ぎないと報告している。このような観点より、特に肢体不自由者の運動を実践する場合、効果のある運動プログラムを用いてもそれを継続できるものでなければならない。そのためには今回のような介入研究の成果を、患者にフィードバックし身体活動への自己効力感を持たせることが重要であると考えられる。

文 献

1) 厚生統計協会：「厚生の指標」臨時創刊、東京、国民衛星の動向、2000
2) 坂井智明・中村容一・重松良祐：地域保健施設における運動プログラムが脳血管疾患片麻痺者の身体活動能力と生活関連動作にもたらす効果、体力科学 51、367-376、2002
3) Dean CM, Richards CL, et al: Task related circuit training improves performance of locomotor tasks in chronic stroke: a randomized controlled pilot trial. Arch Phys Med Rehabil, 2000, 81: 409-417.
4) Teixeira-Salmela LF, Olney SJ, et al: Muscle strengthening and physical conditioning to reduce impairment and disability in chronic stroke survivors. Arch Phys Med Rehabil, 1999, 80: 1211-1218.
5) 横川正美：糖・脂質の指標からみた脳卒中患者の身体活動量、PTジャーナル 33、24-28、1999
6) 寺西利生・才藤栄一・伊藤直樹他：脳卒中治療ガイドラインと歩行障害の理学療法、PTジャーナル 40、275-280、2006
7) 木村美子：脳卒中患者の体力、PTジャーナル 33、5-10、1999
8) 高橋正明・乗安整而・田中敏明他編：筋力検査マニュアル─機器検査から徒手検査まで─、

医歯薬出版、東京、pp.59-75、1996
9) Mahoney FI, Barthel DW: Functional evaluation, the Barthel Index. Maryland St Med J, 1965, 14: 61-65.
10) 古名丈人・長崎　浩・伊東　元他：都市および農村地域における高齢者の運動能力、体力科学 44、347-356、1995
11) 村上雅彦・橋本公雄・西田順一他：通信を用いた介入が非監視下のウォーキング継続へ及ぼす効果、九州体育・スポーツ学研究 19、1-7、2005
12) 加藤雄一郎・川上　治・太田壽城：高齢期における身体活動と健康長寿、体力科学 55、191-206、2006
12) 宮原洋八他：脳卒中片麻痺患者の運動能力と日常生活活動に及ぼす運動継続の影響、理学療法科学 21（4）、417-420、2006

第2節　パーキンソン病患者の機能予後における関連因子についての5年間にわたる縦断的研究 [13]
―「障害老人の日常生活自立度判定基準」を用いて―

【緒　言】

　パーキンソン病は中年以降に多くみられる疾患で、平成11年度厚生労働省患者調査によると総患者数は12万6,000人で、人口10万人あたり約100人（0.1％）となり欧米の数字に近づいている [1]。パーキンソン病患者は一般高齢者と同様、生存期間の延長 [2] とともに高齢化が進み、介護・保健の需要が高まっている。一方早川ら [3] は、日常生活活動（Activities of Daily Living: ADL）は高齢者の健康水準を示す上で重要な指標であり、高齢者のADLを良好な状態に維持するための対策を効率的に進めていくためには、集団におけるADLの自然史を明らかにすることが重要であると指摘している。しかしこれまでのADL自立度を機能予後とした研究は、対象が一般高齢者であることが多く [4,5,6]、パーキンソン病患者の自立度を追跡調査した報告は少ない [7,8]。

　そこで本研究では、パーキンソン病患者を対象にADL自立度を機能予後とし、それと初期ADL、訓練・転倒・合併症の有無などとの関連を明らかにすることによりパーキンソン病患者の自立度を改善する介入プログラムの開発に資することを目的としている。

【方　法】
（1）対　　象
　調査の対象者は、奄美市笠利国保診療所に2001～2006年の間に入院したパーキンソン病患者25名とし、初回調査を入院時に再調査を2006年5月に実施した。対象者の特性は表5-4に示す。なお本研究の趣旨については十分な説明の後に同意を得た。

（2）調　　査
　対象者の機能予後は、2006年5月時点の「障害老人の日常生活自立度判定基準」[9]で、J・Aランクの該当者を自立、B・Cランクの該当者を非自立とした（死亡していた3名も含む）。アウトカムとの関連を検討した調査内容は、入院時に年齢、Yahrの重症度、ADLスコア（Jランクを3、Aランクを2、Bランクを1、Cランクを0とした）、合併症の有無、罹病期間などを、再調査時に自立度、訓練の有無を対象者本人あるいは家族から聴取した。なお、合併症では、高血圧、糖尿病、高脂血症のあるものを「有」と判定した。訓練は入院時から通院時までしているものを「継続」、途中でやめたものを「中断」、入院時から訓練をしなかったものを「なし」と分類した。

（3）データの分析方法
　対象者の機能予後を自立群、非自立群の2群に分け、調査項目との関連をt検定、χ^2検定で分析した。次に関連が明らかになった因子を説明変数とし、ADL自立度を目的変数とするロジスティック回帰分析を行った。統計学上の有意水準はいずれも5%未満とし、解析にはStatView5.0（Windows版）を用いた。

【結　果】
　対象者の初回評価時の平均年齢は77.0歳、Yahrの重症度は3.0であった（表5-4）。ADL自立度の「自立群」と「非自立群」での各因子間の比較では、Yahrの重症度（p<0.01）、ADLスコア（p<0.05）において、「自立群」が「非自立群」よりもそれぞれ低く、高かった（表5-5）。訓練の有無では、「自立

群」が「非自立群」よりも訓練をしている者が多かった（p＜0.01）（表5-6）。Yahrの重症度、ADLスコア、訓練の有無を説明変数とし、ADL自立度を目的変数とするロジスティック回帰分析では、有意であった説明変数はなかった（表5-7）。

表5-4 対象者の特性
（初回評価時　n＝25）

年　齢	（歳）	77.0±7.5
性　別		
男　性	（各）	8
女　性	（各）	17
Yahrの重症度		3.0±1.3
初回から再調査までの期間	（年）	4.6

平均値±標準偏差

表5-5 日常生活活動自立度「自立群」と「非自立群」の初回評価時のデータとの比較

	カテゴリー	「自立群」(n=6)	「非自立群」(n=19)	
年齢	（歳）	74.0±8.2	77.9±7.2	
Yahrの重症度		1.5±0.7	3.4±1.2	**
罹病期間	（年）	4.5±3.3	8.6±5.1	
ADLスコア		2.6±0.5	1.6±1.0	*
合併症	なし	4	11	
（人数）	あり	2	8	

平均値±標準偏差
t検定の結果　*p＜0.05、**＜0.01

表5-6 「自立群」と「非自立群」での訓練の有無の比較

		自立群	非自立群
訓練	あり	4	1
訓練	なし	2	18

表5-7 日常生活活動自立度に対するロジスティック回帰分析

調査項目	オッズ比
Yahrの重症度	0.12
ADLスコア	0.16
訓練の有無	0.05

日常生活自立度：J、Aランクが自立。　B、Cランクが非自立。

【考　察】

　パーキンソン病の帰結に関する予測因子について中村ら[9]は、疾病の重症度、入院期間、機能的能力、障害部位、意識障害、視空間認知障害、経済性、社会的支援など身体的、認知的、社会的領域から影響を受け、それぞれに対する重み付けと計測する項目や方法の違いにより異なると指摘している。また石田ら[10]のパーキンソン病患者のADL改善度（退院時Barthel Index；BIから入院時BIを引いた値）を機能予後とした報告では、年齢、入院時BI、訓練量と関連があったとしている。

　本研究では、発症後3～5年経過した者を対象とし退院後通院で訓練を実施している者、中断・していない者、施設入所した者などすべてのパーキンソン病患者のADL自立度を追跡調査した。その結果、Yahrの重症度、ADLスコア、訓練の3因子がADL自立度と関連があることが示唆された。

　平井[11]はリハビリテーションを困難にする阻害因子として、失語・失行・失認などの高次脳機能障害、麻痺、閉じ込め症候群などを挙げている。また寺西ら[12]は、パーキンソン病患者のADLと関連する歩行改善の帰結を表すパラメータにはさまざまな側面が存在し、発症後の時間経過とともに、併存疾患などの変数が加わり問題を複雑にしていると指摘している。今回の対象者の非自立群では、自立群と比較し、入院時調査におけるYahrの重症度が有意に高く、ADLスコアが有意に低かったことから、パーキンソン病の重症度が高いものは、非自立になる可能性が高いものと考えられる。このことから傳ら[7]が指摘しているように、パーキンソン病患者の機能改善、能力改善的アプローチ面を考える際には、症例の選択、予後的に改善される可能性の強い症例の見極めが重要で、非自立例と予測される症例には適切な対応（病院施設連携、介護指導、住環境整備など）を早めに行うことが重要であろう。

　一方、自立群では訓練をしている者が多く、非自立群では訓練をしていない者が90％にものぼることから、非自立群に対しては訓練が実施されていれば自立度が改善した症例がある可能性がある。したがって、今後パーキンソン病患者の自立度を改善する介入プログラムを開発するには患者本人以外にその家族、施設職員にも協力がえられる訓練プログラムを作成し継続的な訓練を実施していくことが重要と考えられる。

文 献

1) 厚生統計協会:「厚生の指標」臨時増刊、東京、国民衛生の動向、2000
2) 坂井智明他:地域保健施設における運動プログラムが脳血管疾患片麻痺者の身体活動能力と生活関連動作にもたらす効果、体力科学 51、367-376、2002
3) 早川岳人他:国民の代表サンプルを用いた高齢者日常生活動作の5年間の推移、厚生の指標 51 (13)、7-12、2004
4) 辻 一郎他:活動的平均余命に関する考察、厚生の指標 42 (15)、28-33、1995
5) 崎原盛造:長寿地域在宅高齢者の ADL の加齢変化と心理社会的要因との関連、厚生労働科学研究費補助金分担研究報告書、33-45、2002
6) 隅田好美他:高齢者における日常生活自立度低下の予防に関する研究(第1報)、厚生の指標 49 (8)、8-13、2002
7) 傳 秋光他:脳卒中リハビリテーション患者の退院時の移動能力、厚生の指標 44 (6)、22-27、1997
8) 厚生統計協会:「厚生の指標」臨時増刊、東京、国民衛生の動向、1993
9) 中村隆一他:脳卒中の機能評価と予後予測、第2版、医歯薬出版、1997
10) 石田 暉他:リハビリテーション科専門医の関与の有無と患者のアウトカム、Jpn J Rehabil Med42 (4)、232-236、2005
11) 平井俊策:リハビリテーションの阻害因子とその対策、世界保健通信社、1986
12) 寺西利生他:脳卒中治療ガイドラインと歩行障害の理学療法、PT ジャーナル 40、275-280、2006
13) 宮原洋八他:パーキンソン病患者の機能予後における関連因子についての5年間にわたる縦断的研究、鹿児島リハ医学誌 19 (1)、39-42、2008

第3節 後縦靭帯骨化症患者における体力特性について[10]

【はじめに】

後縦靭帯骨化症(ossification of the posterior longitudinal ligament of the spine;OPLL)とは、脊柱を縦走する後縦靭帯が骨化し増大する結果、脊柱管が狭くなり、神経根が圧迫されて知覚、運動障害を引き起こす疾患である。脊髄神経症状は慢性進行性であるが、症状が重度になると四肢麻痺になり歩行や日常生活にかなり障害をきたす[1]。

本稿では、外科的治療を受けた OPLL 4 名を呈示し、各症例の体力特性について文献を参考に検討した。

【症例の経過】

すべての症例の状況を表5-8にまとめた。以下に各症例の経過を示す。

○症例1：67歳、男性、元タクシー運転手。

59歳（1998年）の頃から、歩行中たまに転倒するようになる。日常生活では特に支障がなかったので様子を見ていた。1999年4月飲酒後歩いて帰宅中、転倒し全身を打撲したので県立大島病院に3か月入院する。検査の結果OPLL（頚椎）と診断され、2000年2月同病院で椎弓切除術の手術を受ける。当院には2000年7月より通院にて理学療法開始する。理学療法は週に3〜5回、40分で、頚部、四肢のROM運動、四肢に徒手による抵抗運動、階段昇降を施行する。

○症例2：63歳、男性、紬加工業。

50歳代より後頚部から両手にかけてしびれ感が出現し、たまにコップを落とした。2002年11月に山へ行き、草刈作業中全身に電気が走った様な衝撃で転倒し動けなくなる。家族が発見し当院に入院する。当時の主治医はパーキンソン病と診断し理学療法指示依頼をする。12月3日より理学療法開始、ベッドサイドにて四肢のROM運動を実施する。両上下肢の腱反射亢進、感覚も位置・運動覚ともになく、寝たきり状態であった。パーキンソン病様症状ではなかったので知

表5-8　症例の状況

	症例1	症例2	症例3	症例4
年齢（歳）	67	63	59	88
性	男	男	女	男
診断名	OPLL（頚部）	OPLL（頚部）	OPLL（頚部）	OPLL（頚部）
発症（年）	1998	1996	2001	1978
理学療法処方期間	2001.5.〜現在	2004.7.〜現在	2003.7.〜2004.4	2003.1.〜2003.7.
手術日	2000.2	① 2003.1　② 2004.2	2002.8	−
術式	椎弓切除術	①椎弓形成術　②椎弓切除術	椎弓切除術	椎弓切除術
転帰	自宅	入院	死亡	介護施設
上、下肢腱反射	亢進	亢進	亢進	正常
しびれ感（頚から肩）	あり	あり	あり	あり
職業	タクシー運転手	紬加工業	主婦	左官職人

り合いのリハビリテーション専門医に相談すると頚髄疾患かもしれないと指摘される。入院以来39～40度の高熱が続くので12月9日県立大島病院に転院する。検査の結果OPLL（頚椎）と診断され、2003年1月同病院で第3～7頚椎椎弓形成術の手術を受ける。1年経過しても改善しないために、2004年2月鹿児島の整形外科病院に転院し2回目の手術を受ける（頚椎椎弓切除術）。当院には2004年7月より入院にて理学療法開始する。理学療法は週に5回、40分で、頚部、四肢の自動・他動運動、起立台にて45度で立位訓練を施行する。

○症例3：59歳、女性、主婦（2004年当時）。

56歳（2001年）から、歩行時にもたつくようになり、家事にも支障がでてきたので、2002年県立大島病院に入院し、検査の結果OPLL（頚椎）と診断され、同年8月同病院で頚椎椎弓切除術の手術を受ける。当院には2003年7月～2004年3月まで通院し理学療法を開始する。理学療法は月に1～3回、40分で、頚部、四肢のROM運動、四肢に徒手による抵抗運動、歩行を施行する。2005年うっ血性心不全で死亡する。

○症例4：88歳、男性、元左官職人。

60歳（1978年）の時、仕事中2階より転落するが、70歳代まで仕事は続ける。1998年県立大島病院に入院し、検査の結果OPLL（頚椎）と診断されるが手術はしない。当院には2003年1月～7月まで入院し理学療法開始する。理学療法は週に3～5回、40分で、頚部、四肢のROM運動、四肢に徒手による抵抗運動、歩行を施行する。現在は介護施設に入所中である。

【体力測定】

形態測定には身長・体重・Body Mass Index（以下；BMI）を、運動能力テストは以下の3項目を測定した。1握力はスメドレー式握力計（松宮医科精器製SPR_651）を用い、両側を各1回測定して求めた。2膝伸展力は徒手筋力測定機器（OG技研社製GT-310）を用いた。被験者を膝関節90度の椅座位とし測定器のアプリケーターを内外果近位端前面に当てた。そこで被験者自らが伸展するmakeテスト[2]により、両側を各1回測定して求めた。3最大歩行時間は16mの歩行路を裸足でできるだけ速く歩くように指示したときの中間10mに要した時間とした。最大歩行は2回繰り返し、いずれか短い方を測定値とした。日常生

活テストの指標にはバーセルインデックス[3]（Barthel Index:BI）を用いた。

4症例の測定結果を表5-9にまとめた。初回評価は当院理学療法室での運動開始時に実施し、2回目以降は症例により測定時期は異なる。

【考　察】

OPLL4例の体力測定について検討する。

鷲尾ら[4]は、OPLLの危険因子の1つに肥満があると指摘している。本症例では、4例中3例は手術前BMIが26以上の過体重レベルであったが、手術後は20～23の正常レベルになった。

宮原ら[5]は、健常高齢者男女373人の最大歩行時間を測定、平均値は5.8～6.5秒であったとしているが、本症例のうち3例は、7～24秒と健常人に近い値から時間の要した者までさまざまであった。

大川[6]は、頚髄症患者男女47人の握力を測定し左右の平均値は7.5～13kgであったと報告している。本症例の握力で左右の最高値は、2.5～17kgとかなり幅

表5-9　測定結果

		症例1	症例2	症例3	症例4
		① '00.4、② '03.7、③ '06.7	① '04.7、② '05.5、③ '06.1	① '03.7、② '04.3	① '03.1、② '03.5
身長（cm）		168	162	150	141
体重（kg）		66	52	52	45
手術前の体重		88	68	60	47
BMI（kg/m^2）		23	19	23	22
手術前のBMI		31	26	27	23
最大歩行速度（sec）		① 10.5 ② 7.1 ③ 7.0	－	① 31 ② 12	① 30 ② 24
握力（kg）	R	① 7.0 ② 10.0 ③ 17.0	① 0 ② 0 ③ 0	① 0 ② 1.0	① 7.0 ② 7.7
	L	① 4.5 ② 5.0 ③ 7.5	① 0 ② 2.0 ③ 2.5	① 0.5 ② 3.5	① 3.0 ② 5.0
膝伸展力（kg）	R	① 10.3 ② 11.5 ③ 16.5	① 0 ② 1.0 ③ 2.4	① 3.0 ② 7.0	① 7.0 ② 9.0
	L	① 7.9 ② 11.0 ③ 16.0	① 0 ② 2.0 ③ 2.7	① 3.2 ② 10.0	① 6.0 ② 8.0
BI（点）		① 80 ② 90 ③ 100	① 0 ② 0 ③ 5	① 80 ② 90	① 45 ② 55

があった。

　宮原ら[7]は，健常高齢者男女20人の膝伸展力を測定し，平均値は15〜21kgであったとしているが，本症例の膝伸展力で左右の最高値は，2.4〜16.5kgと握力同様に幅があった。

　飛松[8]は，頚髄不全損傷患者の日常生活活動では術後3か月ほどは比較的よく回復し，その後1年くらい回復は続くが期待はできないと指摘している。本症例の場合，BIは1年以降でも改善した。

　大川[9]は，脊髄損傷者の身体活動能力を改善するためには，計画された運動を規則的に継続するほかに方法はなく，長時間運動を継続している脊髄損傷者は身体計測値も高く維持されていると報告している。本症例はOPLLによる頚髄不全損傷であるが，体力は理学療法開始時よりもわずかな変化から大幅に改善した者までいたことから，運動の継続が重要であることが示唆された。

文献

1) 難病センター、http://www.nanbyou.or.jp/sikkan
2) 高橋正明他編：筋力検査マニュアル—機器検査から徒手検査まで—、医歯薬出版、東京、pp.59-75、1996
3) Mahoney FI, Barthel DW: Functional evaluation, the Barthel Index. Maryland St Med J, 14: 61-65, 1965.
4) 鷲尾昌一他：働き盛りの睡眠習慣やその他の生活習慣と後縦靭帯骨化症のリスク、山梨医科大学雑誌1 (4)、123-128、1986
5) 宮原洋八他：地域住民（17歳〜92歳）を対象とした運動能力、理学療法科学19 (4)、285-290、2004
6) 大川裕行：脊髄損傷者の体力特性とその測定方法、理学療法22 (1)、200-209、2005
7) 宮原洋八他：地域住民における膝伸展力の検討、理学療法科学21 (1)、1-5、2006
8) 岩谷　力他編：運動障害のリハビリテーション、東京、南江堂、2002
9) 大川裕行：車いすマラソン参加選手における加齢と身体変化の関係、日本臨床スポーツ医学会誌11 (2)、305、2003
10) 宮原洋八他：後縦靭帯骨化症患者における体力特性について、体育の科学57 (2)、149-151、2007

第4節 腰痛患者の身体的機能状態、日常生活、運動能力との関連[8]

【緒言】

腰痛は最も多い疾患の1つである。その原因は腰仙部に存在する靭帯、関節包、筋・筋膜、神経根などの疼痛感受組織が物理的、化学的、生物学的に刺激されるためにおこるものである[1]。リハビリテーションにおいても腰痛患者は物理療法の対象であるが、治療効果については懐疑的な意見を述べる者も少なくない[2]。また特に高齢者の腰痛は、身体活動量の低下から将来寝たきりという事態になりかねない。これらのことから河野ら[3]は、痛みのコントロールとリハビリテーションを取り入れなければならないと報告している。

今回我々は、腰痛患者46名を対象に、治療開始時と3か月後に疾患別と腰痛、膝蓋腱反射、日常生活自立度、運動能力（握力、膝伸展力、最大歩行速度）、また治療内容と治療効果について、それらの関連性を調べる目的に検討したので報告する。

【方法】

鹿児島県のK診療所入院・外来患者のうち、2004年1～6月に理学療法室で治療を受けた腰痛を有する46名（男性9名、女性37名の平均年齢77.7歳）を対象とした。原疾患の病系分類は腰椎椎間板ヘルニア5名、変形性脊椎症19名、筋・筋膜性腰痛症22名であった。仕事をしている者20名、していない者は26名であった（表5-10）。理学療法の内容はホットパック、腰椎牽引、低周波のいずれかで主治医が決める。なお本研究の趣旨について十分な説明の後に同意を得ている。

質問・評価測定は治療開始時と治療3か

表5-10 対象者の特性

年齢（歳）	77.7 ± 11.3
範囲（歳）	45～96
45～59歳	3
60～79歳	20
80～96歳	23
N	46
男性（人）	9
女性（人）	37
腰椎椎間板ヘルニア（人）	5
変形性脊椎症（人）	19
筋・筋膜性腰痛症（人）	22
仕事している者	20
仕事していない者	26

月後の2回行った。身体所見は理学療法士により以下の所見を得た。①腰痛の有無を聴取し、3か月後痛みが残っているものを腰痛あり、軽減・消失したものを腰痛軽減とした、②膝蓋腱反射が3か月後正常な者を正常、減弱または亢進した者を異常とした、③日常生活自立度は3か月後日常生活が自立し屋外歩行可能な者を自立、日中も寝たり起きたりの生活をして屋外歩行は介助を要する者を非自立とした、④治療の効果については3か月後痛みが消失し日常生活に支障がない者を治療有効とし、痛みのため日常生活に支障がある者を治療無効とした。

運動能力テストは以下の3つを測定した。①握力はスメドレー式握力計（松宮医科精器製SPR_651）を用い、健側・患側の両方を1回ずつ測定し測定値とした、②膝伸展力は徒手筋力測定機器（OG技研社製Musculater-GT-300）を用いて被験者は椅座位で膝関節90°の姿位にて測定器のアプリケーターを内外果近位端前面に当てる。そこで被験者自らが伸展するmakeテストにより行った。健側・患側の両方を1回ずつ測定し測定値とした、③最大歩行速度は16mの歩行路を裸足でできるだけ速く歩くように指示したときの中間10mに要した時間から算出した。最大歩行は2回繰り返し、いずれか速い方を測定値とした。

（1）データの分析方法

対象者をⅠ腰椎椎間板ヘルニア、Ⅱ変形性脊椎症、Ⅲ筋・筋膜性腰痛症の3群に分け、この3群と腰痛、膝蓋腱反射、日常生活自立度について、また治療内容と治療効果について比較するためにχ^2検定を用いた。各測定項目に対して、治療開始時と治療3か月後の差をみる目的でt検定を用いた。統計学上の有意水準はいずれも5％未満とし、解析にはStatView5.0（Windows版）を用いた。

【結　果】

疾患別3群と腰痛、膝蓋腱反射、日常生活自立度、また治療内容と治療効果についての関連を表5-11～表5-14に示した。3群間で腰痛、膝蓋腱反射、日常生活自立度の程度の割合に差は認められなかった。

治療内容と治療効果の程度ついては特に腰椎牽引で治療有効の割合が有意に高かった。測定項目の平均値と標準偏差を、治療開始時と3か月後別に表5-15

表5-11 疾患別と腰痛の程度

	Ⅰ腰椎椎間板ヘルニア群	Ⅱ変形性脊椎症群	Ⅲ筋・筋膜性腰痛症群
軽　減	5	14	12
あ　り	0	5	10

χ^2 値 = 4.41

表5-12 疾患別と膝蓋腱反射の程度

	Ⅰ腰椎椎間板ヘルニア群	Ⅱ変形性脊椎症群	Ⅲ筋・筋膜性腰痛症群
正　常	3	17	20
異　常	2	2	2

χ^2 値 = 2.70

表5-13 疾患別と日常生活自立度との程度

	Ⅰ腰椎椎間板ヘルニア群	Ⅱ変形性脊椎症群	Ⅲ筋・筋膜性腰痛症群
自　立	5	17	19
非自立	0	2	3

χ^2 値 = 0.79

表5-14 治療内容と治療効果の程度度

	Ⅰホットパック	Ⅱ腰椎牽引	Ⅲ低周波
有　効	0	8	19
無　効	2	1	16

χ^2 値 = 6.51、$p < .05$

に示した。差の検定の結果、全運動機能は腰椎椎間板ヘルニア群が変形性脊椎症群、筋・筋膜性腰痛症群より有意に大きかった。年齢は腰椎椎間板ヘルニア群が変形性脊椎症群、筋・筋膜性腰痛症群より有意に小さかった。

【考　察】

　厚生労働省が毎年行っている「国民生活基礎調査」の有訴者率を見てみると、腰痛は最も多く人口1,000人当たり92.5人　総人口の約1割の1,100万人もの人が腰痛を自覚していることになる[4]。

表5-15 各測定値の平均値比較

	Ⅰ腰椎椎間板ヘルニア群	Ⅱ変形性脊椎症群	Ⅲ筋・筋膜性腰痛症群
N	5	19	22
年齢（歳）	58.0±13.7	78.6±8.8	81.5±8.1
握力（kg）	29.6±12.6	13.6±7.6	11.9±5.9
	30.0±12.1	14.7±8.7	12.0±5.9
膝伸展力(kg)	19.0±4.3	13.7±3.8	12.2±3.6
	18.8±5.4	13.6±4.9	11.9±3.9
最大歩行速度（m/mim）	111.4±25.2	69.2±34.3	72.2±28.1
	126.5±38.5	72.1±36.4	69.5±31.3

各運動機能の上段：治療開始時、下段：治療3ヶ月時
AVE±SD、 *p＜.05、 **p＜.001、 ***p＜.0001

　腰痛には①神経根性疼痛、②椎間板性疼痛、③椎間関節性疼痛、④筋・筋膜性疼痛などがあり、原疾患の多くは変形性脊椎症などの加齢変化によるものである[5]。本研究の対象者においても変形性脊椎症は腰痛46名中19名で41.3％を占めていた。筋・筋膜性腰痛症は腰背筋の筋の脆弱化や不良姿勢や過度の使用による筋疲労によって発症しているものである[6][7]。今回の対象者のうち半数の23名が80歳以上を占め、さらに対象者の43％の20名が奄美の基幹産業である「さとうきび栽培」や「大島紬の機織作業」に従事していた。80歳以上の人たちも70歳代までは50年近くそれらの作業をしていた。離島居住者の長期間の労働から当診療所でも腰痛有病率が高い一因と推察された。

　今回の結果、疾患別で腰痛、膝蓋腱反射、日常生活自立度の程度の割合に差が認められなかった理由として、①主治医が高齢者の腰痛に関して精確な検査に基づき診断名をつけていないので特に変形性脊椎症、筋・筋膜性腰痛症の疾患名には疑いがあるかもしれない。（腰椎椎間板ヘルニアの患者は全員市内整形外科病院からの紹介）、②ほとんどの患者が腰痛発症から何年も経過したいわゆる慢性の状態である等が考えられる。

　治療内容と治療効果の程度ついて、腰椎牽引で治療有効の割合が有意に高かった理由として、牽引治療を行った9名中5名が腰椎椎間板ヘルニア患者であり、年齢層も45～64歳と若く、回復力があったと考えられる。

運動機能が治療開始時と3か月後に腰椎椎間板ヘルニア群の方が変形性脊椎症群、筋・筋膜性腰痛症群より成績がよかったのは、腰椎椎間板ヘルニア群の年齢が変形性脊椎症群、筋・筋膜性腰痛症群より若かったためであろう。

腰痛患者の治療効果、運動能力の関連を解明するには、障害の程度、罹病期間、他の治療を行わない等の統制をして調査する必要があるが、現実には非常に困難である。今回の調査では、対象者が46名と少ない上に、これらの統制はできなかった。

今後は腰痛患者のより正確な認識のために、条件を統制した調査に基づきその特徴を明らかにする予定である。

文 献

1) 石田　肇・森　健躬：運動療法―頚・肩・腕・腰の痛み、医学書院、1973
2) 岩谷　力：腰痛に対する物理療法の効果、科学的根拠に基づいた腰痛診療のガイドラインの策定に関する研究　第5章、厚生科学研究費　21世紀型医療開拓推進研究事業、248-262、2001
3) 河野博隆・中村耕三：物理療法と運動療法、総合リハ 26、727-731、1998
4) 厚生統計協会：国民衛星の動向、46 (9)、1999
5) 森本昌宏：腰痛、下肢痛　ペインクリニック、痛みの理解と治療、克誠堂出版社、東京、pp.169-177、1997
6) 榊田喜三郎・今井　望・古屋光太郎：現代の整形外科学、金原出版、東京、pp.503、1983
7) 平澤泰介：外来の整形外科学南山堂、東京、pp.173、1985
8) 宮原洋八他：腰痛患者の身体的機能状態、日常生活、運動能力との関連、鹿児島リハ医学誌 17 (1)、19-22、2006

第5節　虚弱高齢者の膝関節症に対するゴムチューブ運動の効果 [9]

【はじめに】

変形性膝関節症（以下膝OA）の有病率は25～30％で、65歳以上では60～90％に及ぶ[1]とされリハビリテーションにとって多い疾患である。膝OAのリハビリテーションでは、大腿四頭筋の筋力増強訓練を含むプログラムが有効[2]とされているが、当院を含めほとんどの病院では低周波や温熱などの物理療法

（以下物療）が主体である。高齢者において筋力増強訓練を指導しても自らの意志により実践・継続していくことは困難である。花岡[3]は運動教室を実施し継続した者は60歳以上の男女53名のうち24名と低い結果であったと報告している。近年、マシーンを使用しての筋力トレーニングが脚光を浴びているが高齢者にとっては不慣れで常時できない理由から困難さや負担感を助長し継続しがたいと推測される。そこで患者負担が少なく、運動療法の継続性が可能と思われるゴムチューブを使用した。

本研究では、膝OA患者（4名；ゴムチューブ群、4名：物療群）を対象に、運動介入を実施しその3か月後に運動能力（膝伸展・屈曲力、バランス、歩行機能）に及ぼす影響を明らかにすることを目的に検討した。

【方　法】
（1）対　　　象
対象者は、2006年3月に鹿児島県奄美市笠利国保診療所リハビリテーション科に受診した膝OA患者のうち本研究の趣旨に同意した65歳以上の高齢者8人（4名；ゴムチューブ群、4名；物療群）である。対象者の身体的特徴、初期測定値は表1に示した。ゴムチューブ運動を週3～5回3か月間継続して行った者をゴムチューブ群とし、ゴムチューブ運動を途中で中断し以後は週1～2回物療のみ実施した者を物療群とした。

（2）運動療法
対象者に対し座位で両足関節直上部に運動用ゴムチューブ（HYGENIC社製、セラバンドR）を8の字状に巻きつけ1側で膝伸展すると同時に、他側で膝屈曲を行い3秒毎に交互に繰り返す動作を20回、両足を同時に開く動作を20回施行させた。施行頻度は週に3～5回、3か月間。

（3）測定項目
測定は運動療法開始前、3か月後に形態（身長、体重、Body Mass Index（以下BMI））、運動能力（膝伸展・屈曲力、バランス、歩行機能）を用いた。握力はスメドレー式握力計（松宮医科精器製SPR_651）を用い、左右1回ずつ測定

し、いずれか高い方を測定値とした。膝伸展・屈曲力は徒手筋力測定器（OG技研社製 Musculater-GT-300）を用いて測定した。被験者は椅座位で膝関節90°の姿位にて測定器のアプリケーターを内外果近位端前面・後面に当てる。そこで被験者自らが伸展・屈曲する make テスト[4]より行った。左右1回ずつ測定し、いずれか高い方を測定値とした。バランスはファンクショナルリーチ（以下 FR）を用いた。FR は、両足を開いて直立し、利き手を軽く握ったまま肩の高さまで挙上し、肩と同じ高さを維持しながらできるだけ前方に手を伸ばし、もとの姿勢に戻った。これを2回施行し、手の水平移動距離の最大値を cm 単位で記録した。

最大歩行速度は 16m の歩行路をできるだけ速く歩くように指示したときの中間 10m に要した時間から算出した。歩行は2回行い、いずれか速い方を測定値とした。歩幅は 10m の歩数からm単位で記録した。

（4）データの分析方法

ゴムチューブ群、物療群それぞれの測定値に対して、運動開始の運動能力（膝伸展・屈曲力、バランス、歩行機能）における有意差検定には unpaired t-test テストを用いた。ゴムチューブ群、物療群それぞれの3か月後の測定値の変化を調べる目的で運動開始の平均値に対する割合を調べた。ゴムチューブ群の測定値に対して、運動開始とその3か月後の運動能力（膝伸展・屈曲力、バランス、歩行機能）における有意差検定には paired t-test テストを用いた。統計的検定の有意水準はいずれも 5%未満とした。

【結　果】

ゴムチューブ群、物療群の運動開始における年齢、形態、運動能力（膝伸展・屈曲力、バランス、歩行機能）の平均値と標準偏差を示した。物療群の膝屈曲力と最大歩行速度においてゴムチューブ群よりも有意に優っていた（表5-1）。ゴムチューブ群の3か月後の測定値の変化では、歩幅以外の項目で約20～50%、運動開始時に対してアップした（表5-2-1）。物療群では、FR 以外アップしていない（表5-2-2）。ゴムチューブ群の測定値に対して、運動開始とその3か月後の運動能力では膝伸展・屈曲力、最大歩行速度が有意に増加した（$p<0.05$〜

0.01)（図5-1〜5-5）。

【考　察】
　今回施行したゴムチューブ運動では、膝OA患者8名のうち継続した者は半数の4名であった。そのうち2名は当院併設の軽費老人ホームに入所中の要支援2の虚弱高齢者、2名が自宅であった。物療群4名は、1名が軽費老人ホームに入所中の要支援1の虚弱高齢者、3名が自宅であった。運動前測定値において物療群の膝屈曲力と最大歩行速度がゴムチューブ群よりも有意に優っていたことは、これら両群の介護度の違いから差が生じたと思われる。
　本研究では、ゴムチューブを使用した運動を施行し、3か月間継続した群の測定値は、膝伸展・屈曲力、最大歩行速度が有意に増加した。竹川ら[5]が6名の膝OA患者にゴムチューブを使用した運動を3か月間施行した結果、大腿直筋、内側広筋、外側広筋、大腿二頭筋における表面筋電の積分値の増加を認めたと報告し、Damush[6]らは、高齢女性にゴムチューブを使用した運動を2か月間施行した結果、下肢筋力が増大したと報告している。これらのことから、ゴムチューブを使用した運動は膝伸展・屈曲に対して負荷がかかり短期間でも有効に膝伸展・屈曲力を強化し、歩行速度もアップしたことが考えられた。
　本研究のゴムチューブ群において、バランス、歩幅は、有意な増加が認められなかった。浅井ら[7]が43名の虚弱高齢者にゴムチューブを使用した運動やストレッチを取り入れた教室を3か月間実施した結果、膝伸展筋群による最大等尺性筋力の増加を認めたがバランスや柔軟性は有意な変化はなかったと報告し、深代ら[8]が9名の中高年者を対象に、体幹と下肢のレジスタンス運動を施行した結果、膝伸展筋力は有意に増加したが歩幅の有意な伸びはなかったと報告している。以上の結果から、膝の筋力増加のみではバランスや歩幅に影響を与えることは不十分であったことが推察され、足や股関節周辺の筋群も強化する必要性も示唆された。
　本研究は対象者の運動継続を基に群分けを行ったことにより両群間に体力的に偏りが生じた点はあるが、今回使用したゴムチューブは膝OA患者・高齢者に対して簡便な器具でどこでも使用可能であり、継続すれば下肢機能の改善に有効であることが考えられた。

文献

1) 白倉賢二他：変形性膝関節症のリハビリテーション、リハビリテーション医学42、239-251、2005
2) 安保雅博他：変形性膝関節症におけるHome-exercise programの効果について、慈恵医大誌、117、2002
3) 花岡美智子：中高齢者における運動実施の効果、石川看護雑誌3 (1)、5-10、2005
4) 高橋正明他編：筋力検査マニュアル―機器検査から徒手検査まで―、医歯薬出版、東京、pp59-75、1996
5) 竹川　徹他：変形性膝関節症に対するセラバンドを用いた運動療法の効果、体力科学52、305-312、2003
6) Damush TM, et al: The Effect of Strength Training on Strength and Health-related Quality of Life in Older Adult Women, Gerontologist, 39 (6): 705-710, 1999.
7) 浅井英典他：虚弱高齢者のQOLに対する短期間の定期的な運動指導の有効性、体育学研究46、269-279、2001
8) 深代千之他：中高年のレジスタンストレーニングによる歩行動作の変化、体育の科学、1997
9) 宮原洋八他：虚弱高齢者の膝関節症に対するゴムチューブ運動の効果、体育の科学57 (4)、322-326、2007

第6節　ハブ咬傷患者の運動療法

【はじめに】

K県K町で発生する毒蛇ハブによる咬傷件数は、1998〜2005年の8年間で43件に達した。抗ハブ毒血清の使用で死亡率は以前に比べ減少したが、咬傷部位の痛み、腫脹、筋肉の壊死などでしばらく患者は苦痛を強いられる。その上関節の拘縮などの機能障害のため日常生活や仕事に支障を来たす場合がある[1]。

本稿では、筋膜切開治療を受けたハブ咬傷患者1名を呈示し、運動療法の効果について検討した。

【症　例】

17歳、男性、高校2年生。
診断名：ハブ咬傷（右第1、2中手骨間部）、主訴：右手の母指と示指が開か

ない。病歴：1998年9月3日、学校の帰りに道に横たわるハブを発見した。ハブを保健所に持っていくと5,000円で買い取ってくれるので、捕獲しようと頭を右手で押さえた。するとハブは頭を反転し、患者の右手の第1、2中手骨間部（背側）を咬んだ。帰宅しそのままにしていたら夜間になり患部の痛みと腫れが増強したために、翌日近医へ受診し、抗ハブ毒血清と筋膜切開術を施行された。その後学校へは通っていたが、部活の野球の練習は中止していた。

初期評価：当院では1998年12月16日より通院にて運動療法開始する。患部の処置以降、3か月以上放置していたため、右第1指が2指に密着し自動・他動的に動かしても右第1指MP関節屈曲、伸展、外転（橈側）0度であった。拘縮は、右第1、2中手骨間の皮下組織、腱、腱膜など結合組織の瘢痕性病変に起因し重度であった。第2～第5指MP、PIP、DIP関節のROMは問題なかった。

運動療法：週に3～5回、30分間、右第1、2指間のROM運動を1か月間徒手により施行したが著名な改善が認められなかった。

治療追加：1999年1月5日からはターンバックル式装具を家庭、学校でも装着させると、1か月後には右第1、2中手骨間部のROM（他動）が10度拡大した。さらにプライヤー工具（写真5-1）を取り入れてROM拡大を図った。4月には同部のROM（他動）が20度まで拡大した。硬式ボールを握れるようになったので野球部の練習に復帰した。6月には同部のROM（他動）が30度まで拡大し、7月6日には高校生活最後になる夏の甲子園鹿児島県予選に出場を果たせた（写真5-2）。運動療法は12月24日まで、徒手、装具、工具による右第1、2指ROM運動を施行する。最終的には同部のROM（他動）が40度まで拡大し、第1指MP関節屈曲40度、伸展5、外転（橈側）40度まで改善した。2000年3月には、高校を卒業し、4月からは名古屋のガソリンスタンドに就職し仕事は支障なくこなしているらしい。

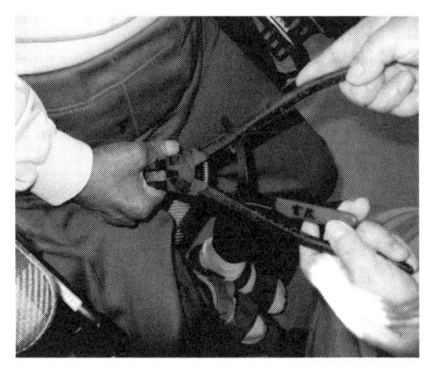

写真5-1 使用例
工具の先を第1、第2指間に挿入し開きながら1分間持続的ストレッチ

ハブにかまれ入院、努力の復帰

白球

○高校3年
N.H君右翼手

右手親指の付け根にある手術跡が痛々しい。今も、指の動きはぎこちないという。しかし、「けがは関係ありません。力不足でした」と話し、涙はなかった。

昨年九月、練習からの帰途、ハブに手をかまれるアクシデントに見舞われた。入院は約一か月間にも及んだ。「指を酷使する野球を続けるのは難しい」。思いも驚き、ついにゴーサイン。

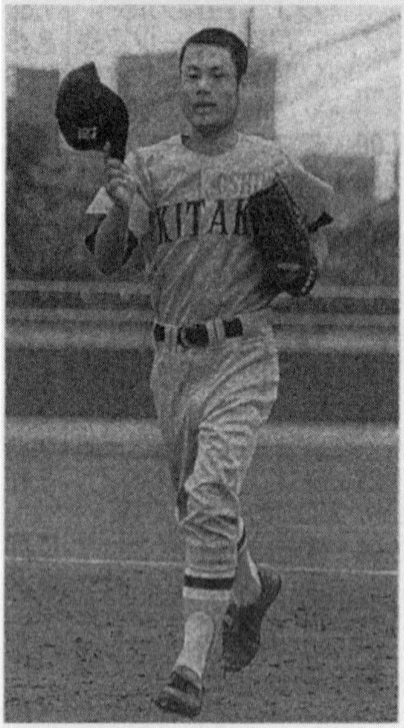

がけない医師の言葉に、頭の中が真っ白になった。
退院後、こつこつとリハビリ。その回復力には医師が回ってきた。「お願いします」と大きな声で一礼し、打席へ。バットを強振したが、ライトフライ。

試合後、泣き崩れるナインの傍らで、気丈に振る舞う。「全力は出しました。悔いはありません。野球ができて本当に良かった」。燃え尽きた自信に満ちて見えた。

今年一月、チームへの復帰がかない、練習は日増しに熱を帯びていった。
「一つでも多く勝ちたい」と臨んだ初戦。三点を追う九回裏に一死無走者で打順が回ってきた。

(義)

写真5-2　南日本新聞掲載記事（1999.7.7付）

【考 察】

ハブ咬傷による重度な拘縮を伴った症例1例に対して、徒手、装具、工具を使用しROM拡大の運動療法を施行した。当初、切開術を行った医師からは二度と野球はできないと宣告されたが、1年にわたり運動療法を継続したことで野球や仕事ができるまでに至った。

1987年のハブ咬傷79例を治療したO病院の発表をみると、咬傷部位は手が約半数を占め、次いで足、下肢と続く。感覚障害は79例中13例（16%）に認められ、関節の拘縮は9例（11%）であった。ハブ毒には筋肉の壊死作用があり、これが高度な機能障害を呈する原因といわれている。今回の症例は患部を切開しハブ毒を排泄することで筋肉の壊死は免れたが重度な拘縮を伴った。

Hepburn[2]は、関節拘縮に対する他動的関節運動にマニュピレーション、モビライゼーション、スプリント、ターンバックル式装具等を挙げているが、本症例ではターンバックル式装具と工具を併用することで徒手による運動療法が可能となった。今回は本土では遭遇しない特殊な症例であったが、ハブ咬傷による拘縮患者には役立ったと考えられる。そして何よりも運動療法の継続が重要であることが示唆された。

文 献

1) 朝沼クリニック、http://www2.synapse.ne.jp/hekizan/habu_kousyou.htm
2) Hepburn GR: Case studies, Contracture and stiff joint management with dynasplint. J Orthop Sport Phys Ther8, 498-504, 1987.

■ 著者紹介

宮原　洋八　（みやばら　ひろや）

　　理学療法士、博士（体育学）、修士（障害科学）
　　東北大学大学院医学系研究科　障害科学専攻修了
　　鹿屋体育大学大学院　研究生修了
　　奄美市笠利国保診療所勤務
　　つくば国際大学医療保健学部理学療法学科准教授を経て、
　　現在　西九州大学リハビリテーション学部教授

高齢者障害の理学療法

2009 年 6 月 15 日　初版第 1 刷発行
2015 年 9 月 30 日　初版第 2 刷発行

- ■ 著　　者　――　宮原洋八
- ■ 発 行 者　――　佐藤　守
- ■ 発 行 所　――　株式会社 **大学教育出版**
　　　　　　　　〒700-0953　岡山市南区西市 855-4
　　　　　　　　電話（086）244-1268　FAX（086）246-0294
- ■ 印刷製本　――　モリモト印刷㈱
- ■ 装　　丁　――　ティーボーンデザイン事務所

© Hiroya Miyabara 2009, Printed in Japan
検印省略　　落丁・乱丁本はお取り替えいたします。
本書のコピー・スキャン・デジタル化等の無断複製は著作権法上での例外を除き禁じられています。本書を代行業者等の第三者に依頼してスキャンやデジタル化することは、たとえ個人や家庭内での利用でも著作権法違反です。

ISBN978-4-88730-923-4